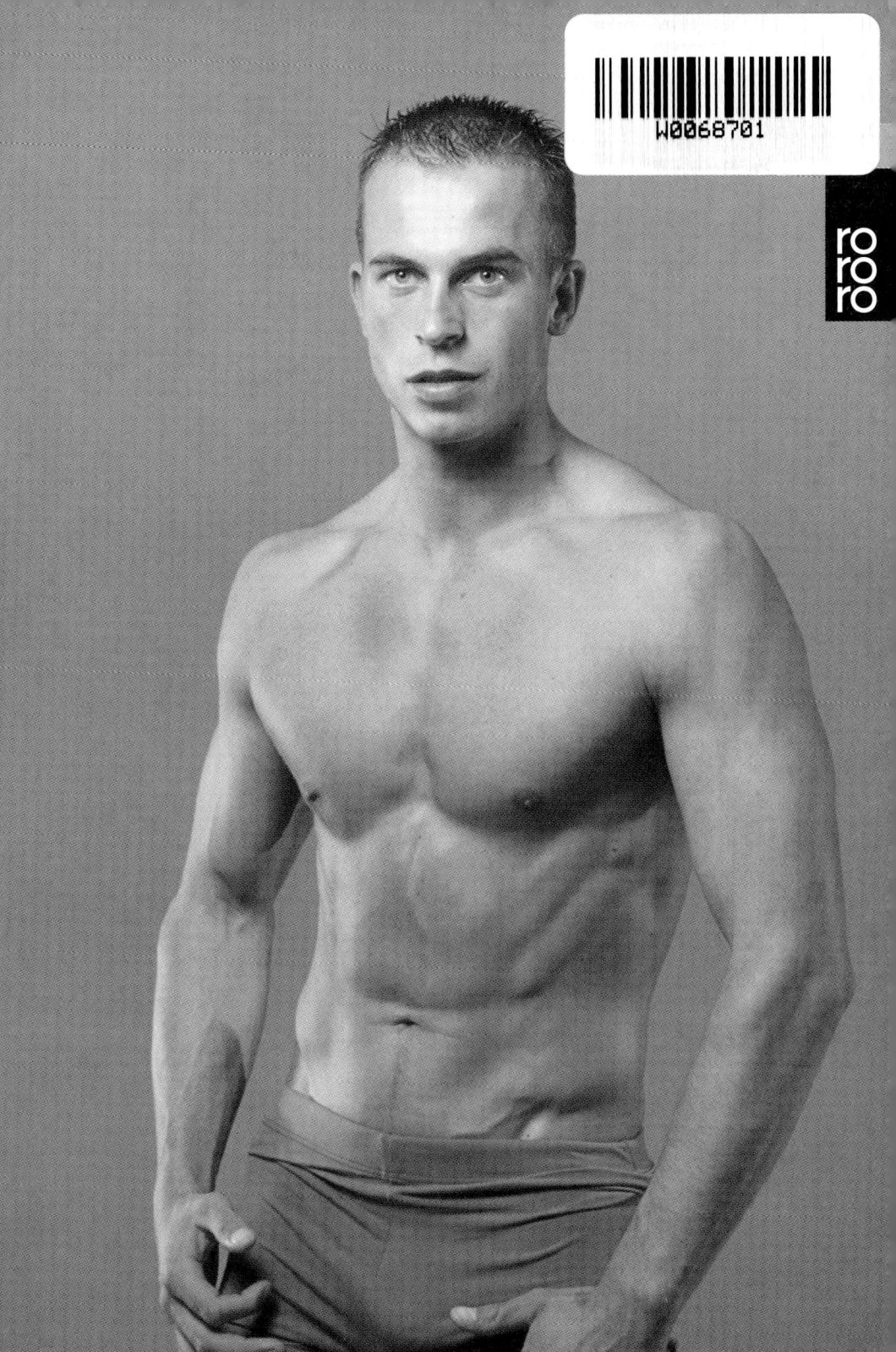

ro
ro
ro

ro
ro
ro

rororo sport
Herausgegeben von Bernd Gottwald

Wend-Uwe Boeckh-Behrens
Wolfgang Buskies

Supertrainer Bauch

Die effektivsten Übungen

mit Fotos von Patrick Beier

Rowohlt Taschenbuch Verlag

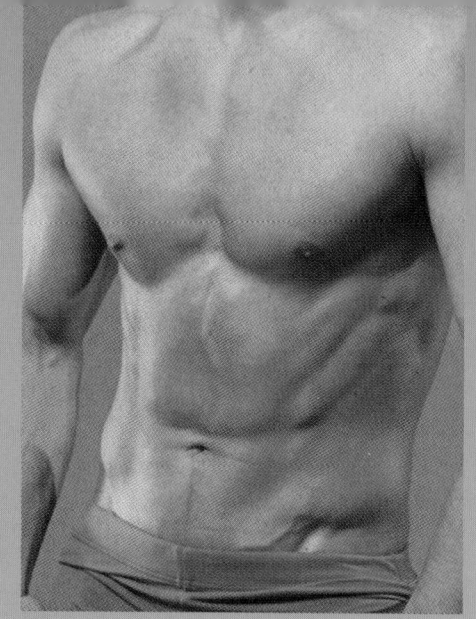

Originalausgabe
Veröffentlicht im Rowohlt Taschenbuch Verlag
GmbH, Reinbek bei Hamburg, Juli 2002
Copyright © 2002 by Rowohlt Taschenbuch Verlag
GmbH, Reinbek bei Hamburg
Redaktion Thorsten Krause
Umschlaggestaltung any.way,
Barbara Hanke/Cordula Schmidt
(Foto: Arne Weychardt,
Model: Dave Kronstad/Model team)
Illustrationen Gerda Raichle
Layout Christine Lohmann
Satz Swift und Avenir PostScript
Gesamtherstellung Clausen & Bosse, Leck
Printed in Germany
ISBN 3 499 61028 0

Inhalt

Das neue Bauchmuskeltraining

Ein flacher Bauch ist ein erstrebenswertes Ziel für jede Frau, so wie der begehrte Waschbrettbauch für den Mann. Die Körpermitte ist jedoch nicht nur für das äußere Erscheinungsbild und die Zufriedenheit des Menschen bedeutsam. Die Bauchmuskulatur bildet auch mit der Rückenmuskulatur das Stütz- und Haltekorsett des menschlichen Körpers. Bauchmuskeltraining ist daher sowohl aus ästhetischer wie auch aus präventiver, leistungssportlicher und rehabilitativer Sicht unverzichtbarer Bestandteil jedes erfolgreichen Trainingsprogramms.

Der beste Weg zu einem flachen Bauch, einer schlanken wohlgeformten Taille, einem beschwerdefreien Rücken mit einer optimal gekräftigten Bauchmuskulatur war lange umstritten. Welche Übung ist am effektivsten, welche Ausführung ist optimal, welche Trainingsmethode bringt den meisten Erfolg? Die Vorschläge beruhten bisher vorwiegend auf Erfahrungen von Trainern, Sportlern und Fitnesstrainierenden; wissenschaftlich fundierte Ergebnisse lagen nur vereinzelt vor. Doch die Ungewissheit über den besten Weg ist nun vorbei – der Supertrainer Bauch präsentiert wissenschaftlich gesicherte Ergebnisse, die Sie auf dem schnellsten Weg zu optimalem Erfolg führen.

Effektiv: Die Rangfolge der Übungen

Die Geheimnisse der unterschiedlichen Intensitäten der verschiedenen Bauchmuskelübungen wurden am Institut für Sportwissenschaft der Universität Bayreuth, dem Zentrum der angewandten Fitnessforschung in Deutschland, gelüftet. Die Effektivität der unterschiedlichen Übungen wurde wissenschaftlich nachgewiesen. Dieses Buch fasst die Erkenntnisse zusammen – nutzen Sie sie für Ihr persönliches Training! Schwerpunkt des Buches ist eine umfangreiche Übungssammlung, in der die Übungen nach Effektivität in einer Rangfolge angeordnet sind. Die Bauchmuskelübungen sind nach strukturellen Gesichtspunkten in sechs Gruppen eingeteilt:

1   Crunch ohne Fixierung der Beine

2   Crunch mit fixierten Beinen

3   Beinhebeübungen

4   Bodendrückerübungen

5   Übungen an Maschinen und Geräten

6   Stabilisierungs- und Körperspannungsübungen

Gesund: die Reduzierung des Körpergewichts

Der flache Bauch und das Waschbrettrelief sind nicht selten unter einer unerwünschten Fettschicht versteckt. Neue Erkenntnisse zur Reduzierung des Körpergewichts trennen die Mythen von den Fakten. Dieses Buch entlarvt unhaltbare Meinungen und gibt verlässliche Tipps zur Reduzierung des Übergewichts – damit Sie der Traumfigur näher kommen!

Optimal: die Hinweise zum Training

Informationen über die besten Trainingsmethoden für ein beschwerdefreies Bauchmuskeltraining sowie die übersichtliche Darstellung der anatomischen Grundlagen ergänzen das Buch und machen es zu einem wirklichen Supertrainer für den Bauch – praxisorientiert und gesund!

Der Supertrainer Bauch dringt in eine neue Dimension des Trainings vor. Seine innovativen und praxisnahen Aussagen sind für alle, die an einem effektiven, gesunden und optimal gestalteten Bauchmuskeltraining interessiert sind, unverzichtbar. Das Buch wendet sich an alle, die ihre Figur formen und ihre Leistungsfähigkeit verbessern wollen. Fitnessanfänger werden kompetent und ohne Umwege in ein effektives Training eingeführt, fortgeschrittene Sportler aller Disziplinen erzielen mit Hilfe der hoch intensiven Top-Übungen deutliche Leistungsfortschritte. Dabei werden nicht nur Aerobic- und Fitnessbegeisterte angesprochen, sondern alle, für die Körperformung, Beschwerdefreiheit und Leistungsfähigkeit von Bedeutung sind. Übungsleitern, Trainern, Aerobic- und Fitnessinstruktoren, Sportlehrern, Dozenten, Studenten, Physiotherapeuten und Ärzten bietet das Buch eine Fundgrube für neue, alternative und wissenschaftlich überprüfte Übungen sowie eine wichtige Grundlage für die korrekte Vermittlung des neuesten Kenntnisstandes.

Viel Spaß beim Training und beim Genuss der Erfolge wünschen

Wend-Uwe Boeckh-Behrens
und Wolfgang Buskies

Körperformung

So machen Sie eine gute Figur

Die Fakten zum Körpergewicht

Der Erfolg bei der Reduzierung des Körpergewichts und der Formung der Figur ist durch verschiedene Faktoren begrenzt: die genetische Grundlagen, das Modediktat, Unterschiede zwischen Mann und Frau, das Körpergewicht und den Körperfettanteil.

Das Erbgut unserer Vorfahren

Unsere Vorfahren mussten wandern, jagen, sammeln und kämpfen, um Nahrung zu finden und ihr Überleben zu sichern. Die Strategie lautete: Nimm möglichst viele Kalorien auf, iss so viel Nahrung wie verfügbar und zwar so oft es geht! Verbrauche möglichst wenig Kalorien und bewege dich nur, wenn du dazu gezwungen wirst! Der Genotyp, dessen Erbmasse das Überleben am besten gewährleistete, bevorzugte konsequenterweise energiedichte Nahrungsmittel: Fettes und Süßes. Das ungesunde und krank machende Ernährungsverhalten vieler Menschen heute hat somit einen in der Evolution begründeten biologischen Ursprung. Der «Vielfraß» und der gute «Futterverwerter» kämpfen täglich gegen diese genetischen Faktoren und leiden unter der heute unbegrenzten Verfügbarkeit der energiedichten Dick- und Krankmacher, z. B. Schokolade, Kuchen, Süßigkeiten, Softdrinks und Alkohol. Die Fähigkeit, die dem Menschen zu Urzeiten das Überleben sicherte, wird heute zur Schönheits-, Krankheits- und manchmal zur Todesfalle.

Wie viele Fettzellen haben Sie?

Die Menge der Fettzellen hängt von mehreren Faktoren ab. Vererbung spielt sowohl bezüglich der Anzahl als auch der Verteilung der Fettzellen im Körper eine Rolle. Sind die Fettzellen leer, empfindet man mehr, sind sie gefüllt, weniger Hunger. Die Anzahl der Fettzellen kann zu-, jedoch niemals wieder abnehmen. Am leichtesten vermehren sie sich in der

Kindheit, in Perioden raschen Wachstums. Fettzellen können sich aber auch in anderen Zeiten des Lebens vermehren – immer dann, wenn ein starkes Übergewicht erreicht wird. Menschen, die irgendwann in ihrem Leben übergewichtig waren, haben eine größere Anzahl an Fettzellen in ihrem Körper. Sie haben mehr Appetit und müssen deshalb ständig um ihr Normalgewicht kämpfen (Logue 1995).

Die zwei Phasen des Übergewichts

Untersuchungen belegen, dass zwischen übergewichtigen und normalgewichtigen Frauen keine bedeutsamen Unterschiede bezüglich der Anzahl der aufgenommenen Kalorien bestehen. Dies gilt allerdings nur für die Zeit, in der das Körpergewicht annähernd unverändert konstant bleibt, die *statische Phase*. In der Zeit der ständigen Zunahme des Körpergewichts, der *dynamischen Phase*, nehmen übergewichtige Frauen jedoch durchschnittlich 480 kcal mehr zu sich als normalgewichtige Frauen (Logue 1995). Die Klage von Übergewichtigen «Ich esse ebenso wenig wie die schlanken Frauen und nehme nicht ab!» ist daher verständlich, soweit es sich um die statische Phase des Übergewichtes handelt. Vergessen wird, dass irgendwann eine dynamische Phase der Gewichtszunahme vorausging, in der Übergewichtige deutlich mehr Kalorien aufgenommen haben als Normalgewichtige.

Der Energieverbrauch des Körpers

Der Verbrauch der aufgenommenen Energie im Körper hat wesentlichen Einfluss auf das Körpergewicht. Der Energieumsatz hängt ab vom Grundumsatz, vom Aufwand für körperliche Betätigung und von der Wärmebildung des Körpers. Ein niedriger Wert in einem oder mehreren dieser drei Bereiche kann die Neigung zur Gewichtszunahme verstärken. Der Grundumsatz von Muskelgewebe ist deutlich höher als der von Fettgewebe, weil Muskeln ein sehr stoffwechselaktives Gewebe sind. Deshalb sollte bei allen Maßnahmen zum Abnehmen die Muskelmasse erhalten werden. Dies gelingt am leichtesten durch ein begleitendes Krafttraining. Obwohl Übergewichtige körperlich weniger aktiv sind als Normalgewichtige, kann ihr Energieverbrauch gleich groß oder sogar größer sein, weil sie eine größere Muskelmasse besitzen, die notwendig ist, um das schwerere Körpergewicht zu tragen und fortzubewegen. Sport verändert den Grundumsatz nur dann dauerhaft, wenn er mit einer Zunahme an Muskelmasse verbunden ist. Die durch die körperliche Betätigung verbrauchten Kalorien können jedoch ein Energiedefizit bewirken, das durch eine Ernährungsumstellung noch verstärkt wird. Vorsicht vor drastischen Diäten! Eine deutliche Reduktion der Nahrungszufuhr kann den Grundumsatz senken. Der Körper verringert automatisch den Energieverbrauch, wenn die Nahrungszufuhr stark reduziert wird. Schlimmer noch ist die Tatsache, dass der Grundumsatz noch Monate nach dem Ende der Diät bzw. des Fastens verringert bleiben kann. Dies erklärt die häufig übermäßige Gewichtszunahme nach der Beendigung von Diäten (vgl. Irrweg 1: Langfristiges Abnehmen durch Diät, S. 34).

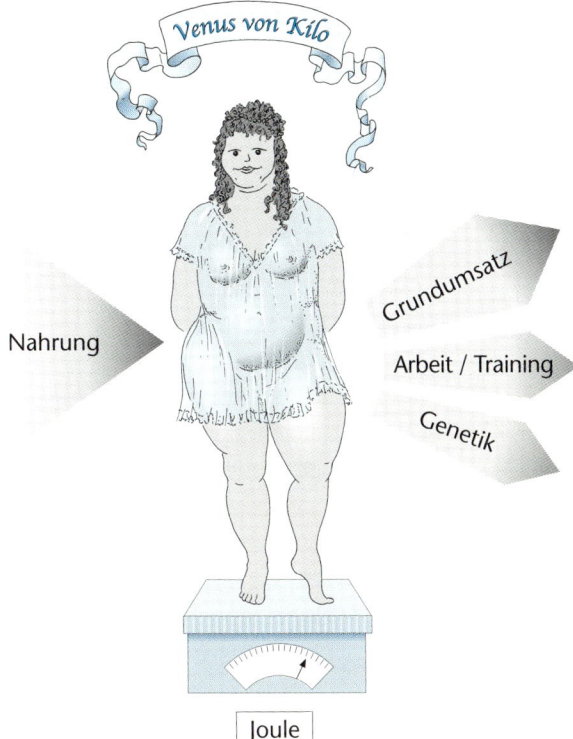

Wider den Schlankheitswahn

Der Zeitgeist und der Modemarkt präsentieren superschlanke, fast magere weibliche Models und athletische, extrem fettarme und austrainierte Männer als anzustrebende Ideale. Mag das Männervorbild wie bereits in der Antike ein durchaus erstrebenswertes Ziel sein – das propagierte Frauenideal ist es keineswegs. Im Jahr 1965 wogen Models nur 8 % weniger als der Durchschnitt der Frauen, im Jahr 2001 sind sie bereits um 23 % leichter. Selbst Kinder werden bereits von dem Schönheitswahn erfasst. Rund ein Drittel der Kinder im Alter von 11 Jahren hat schon versucht abzunehmen, und 20 % der untergewichtigen Mädchen halten sich sogar noch für zu dick (Geisler/Koch 2001). Die Zahl der in Deutschland an den gefährlichen Essstörungen Magersucht (Anorexia nervosa) und Ess-Brech-Sucht (Bulimia nervosa) leidenden Menschen erreicht nach Schätzungen der Bundeszentrale für gesundheitliche Aufklärung insgesamt fast eine Million. Weder der suchtartige Schlankheitswahn noch das Tolerieren des krank machenden Übergewichts sind gesund und akzeptabel.

Männer sehen Frauen mit anderen Augen

Ein Indiz für den unterschiedlichen Blick von Männern und Frauen bezüglich der idealen Körperform sind die Ergebnisse einer Untersuchung der Universität von New Mexico (USA). 138 Männern, die in Partnerschaftsanzeigen eine «schlanke» Frau gesucht hatten, wurden neun Bilder von weiblichen Körperformen vorgelegt, die von extrem dünn bis übergewichtig geordnet waren. Kein Mann wählte die dünnste Figur. Selbst jene, die eine «ganz schlanke» Frau suchten, entschieden sich für die drittdünnste Körperform. Alle Übrigen gaben einer Figur den Vorzug, die in der Mitte der Skala lag und die die meisten Frauen schon nicht mehr als schlank bezeichnen würden (Miller 2001).

Das Taille-Hüften-Verhältnis

Die meisten Männer bevorzugen keineswegs die knabenhafte (androgyne) weibliche Körperform, sondern ziehen normalgewichtige Frauen mit schlanker Taille und einem wohl gerundeten Becken vor. Ein Taille-Hüften-Verhältnis von etwa 0,7 % symbolisiert seit Jahrtausenden Gesundheit und Fortpflanzungspotenz. Die mit Hilfe eines Korsetts erreichte «hourglass-silhouette» wird besser durch ein taillenformendes Bauchmuskeltraining in Verbindung mit dem Normalgewicht (Ernährungsumstellung) und ein den Körper formendes Krafttraining angestrebt. Ein günstiges Taille-Hüften-Verhältnis (Waist-Hip-Ratio) ist auch aus gesundheitlicher Sicht bedeutsam.

Ermitteln Sie Ihren Taille-Hüft-Quotienten (nach Corbin / Lindsey 1991)

1. Messen Sie Ihren Taillen- und Ihren Hüftumfang

Frauen:
- Messen Sie den Taillenumfang an der schmalsten Stelle zwischen Rippenbogen und Hüftknochen am Ende einer normalen Einatmung.
- Messen Sie den Hüftumfang an der breitesten Stelle der Hüfte am Ende einer normalen Einatmung.

Männer:
- Messen Sie den Taillenumfang auf der Höhe des Nabels am Ende einer normalen Einatmung.
- Messen Sie den Hüftumfang an der breitesten Stelle am Ende einer normalen Einatmung.

2. Teilen Sie den Taillenumfang durch den Hüftumfang

Beispiel: Taillenumfang 72 cm, Hüftumfang 96 cm – $\frac{72}{96} = 0,75$

Ihr Ergebnis:

$$\frac{\text{Taillenumfang (cm)} \ldots\ldots}{\text{Hüftumfang (cm)} \ldots\ldots\ldots} = \ldots\ldots\ldots$$

3. Interpretieren Sie Ihr Ergebnis

Gesundheitsrisiko / Geschlecht	Frauen	Männer
Hohes Gesundheitsrisiko	über 0,85	über 1,0
Leicht erhöhtes Gesundheitsrisiko	0,8 – 0,85	0,9 – 1,0
Geringes Gesundheitsrisiko	unter 0,8	unter 0,9

Apfel- oder Birnenform?

Als «Apfelform» bezeichnet man einen großen Bauchumfang durch star-ke Fettanlagerung. Sie geht mit einer höheren Anfälligkeit für Krank-heiten des Herz-Kreislauf-Systems (z. B. Angina Pectoris, Herzinfarkt) ein-her. Dies betrifft in stärkerem Maße Männer, deren Übergewicht sich häufiger am Oberkörper anlagert. Die «Birnenform» kommt durch Fett-anlagerungen an Hüfte, Gesäß und Oberschenkeln zustande. Von ihr sind eher Frauen betroffen. Diese typischen weiblichen Problemzonen beinhalten erfreulicherweise ein geringes gesundheitliches Risiko. Eine Untersuchung in Göteborg bekräftigt dies: Von 1462 Frauen, die nach der Hüftbreite in vier Gruppen eingeteilt wurden, zeigten Frauen mit schma-len Hüften ein größeres Risiko für Zuckerkrankheit (Diabetes mellitus) und Herz-Kreislauf-Erkrankungen als diejenigen mit breiten Hüften.

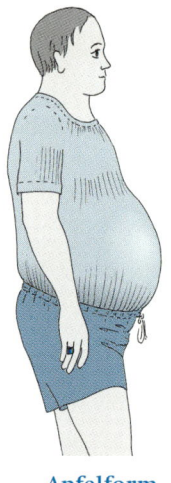

Apfelform

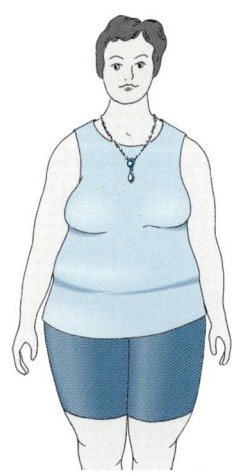

Birnenform

Der Body-Mass-Index

Das Körpergewicht allein sagt wenig über ein mögliches Übergewicht aus. Eine weltweit anerkannte Formel zur Ermittlung des Gewichtsstatus unabhängig von Alter und Geschlecht ist der Body-Mass-Index (BMI).

Ermitteln Sie Ihren Body-Mass-Index (BMI)

1. Ermitteln Sie Ihr Körpergewicht und Ihre Körpergröße

■ Notieren Sie Ihr Körpergewicht in Kilogramm und Ihre Körpergröße in Meter.

2. Teilen Sie Ihr Körpergewicht durch Ihre Körpergröße im Quadrat

$$\text{Beispiel: } \frac{60\,\text{kg}}{1{,}60 \times 1{,}60\,\text{m}} = 23{,}4 \text{ Body-Mass-Index}$$

$$\text{Ihr Ergebnis: } \frac{\text{Körpergewicht (kg)} \ldots\ldots}{\text{Körpergröße (m}^2\text{)} \ldots\ldots} = \ldots\ldots \text{ Body-Mass-Index}$$

3. Interpretieren Sie Ihr Ergebnis (nach Weltgesundheitsorganisation 1997)

■ Unter 18 kg/m^2:   untergewichtig

■ 18–24,9 kg/m^2:   normalgewichtig

■ 25–29,9 kg/m^2:   übergewichtig (Vor-Fettleibigkeitsstatus)

■ 30–34,9 kg/m^2:   fettleibig, Klasse I

■ 35–39,9 kg/m^2:   fettleibig, Klasse II

■ über 40 kg/m^2:   fettleibig, Klasse III

Beachten Sie, dass der Body-Mass-Index nur für Normalpersonen gültig ist. Für Sportler mit einem erhöhten Körpergewicht aufgrund einer großen Muskelmasse ist er ebenso wenig aussagekräftig wie für Kinder.

Die Körperzusammensetzung

Zusätzliche Informationen zum Körpergewicht liefern die Werte über die Körperzusammensetzung. Diese kann durch ein einfaches Modell beschrieben werden, das zwischen Fettmasse und fettfreier Körpermasse unterscheidet. Die fettfreie Komponente repräsentiert vor allem die funktionellen Systeme des Körpers, z. B. die Muskulatur und das Herz-Kreislauf-System. Das Fettgewebe dient dagegen im Wesentlichen als Energiespeicher. Die Muskulatur und das Fettgewebe sind die variabelsten Anteile der Körperzusammensetzung. Durch körperliches Training kann der Anteil der Muskulatur erhöht und gleichzeitig der Fettanteil verringert werden. Bewegungsmangel und überkalorische Ernährung hingegen lassen die Muskelmasse schwinden und vergrößern die Fettmasse. Das Fettgewebe hat dabei den größten Spielraum. Es kann von einer minimalen Menge bei sehr gut trainierten Ausdauersportlern bis zu 70 % der Körpermasse bei stark übergewichtigen Personen ausmachen (Ward et al. 1984). Mit Hilfe einer konsequenten Ernährungsumstellung und eines dauerhaften Ausdauer- und Krafttrainings können Sie Ihren Körperfettanteil senken und Ihre Figur wirkungsvoll formen.

Mit Hilfe entsprechender Geräte kann die Körperzusammensetzung schnell und kostengünstig gemessen werden. Leicht zugänglich und handhabbar sind vor allem die Infrarot-Messungen, die Messung der Hautfaltendicke mit einer «Speckzange» (Caliper) und die elektrische Leitfähigkeitsmethode. Diese Messmethoden werden heute häufig von Fitnessstudios und Gesundheitsclubs angeboten.

Ermitteln Sie Ihren Körperfettanteil

1. Lassen Sie Ihren Körperfettanteil bestimmen, z. B. in einem Fitnessstudio!

Ihr persönlicher Körperfettanteil: .... %

2. Interpretieren Sie das Ergebnis *(modifiziert nach Corbin / Linsey 1991)*

Bewertung	Frauen	Männer
Zu geringer Fettanteil	weniger als 10 %	weniger als 5 %
Bereich des Leistungssports (spezielle Sportarten)	11 % – 19 %	6 % – 9 %
Guter Fitnesszustand	20 % – 27 %	10 % – 17 %
Grenzwertige Übergangszone	28 % – 35 %	18 % – 25 %
Zu hoher Fettanteil	mehr als 35 %	mehr als 25 %

Hinweise: Die Angaben sollen Ihnen als Richtwerte zur Einschätzung Ihres persönlichen Ergebnisses dienen. Die Vorgaben gelten unabhängig vom Alter. Frauen weisen durchschnittlich einen um ca. 10 % höheren absoluten Fettanteil auf als Männer (Krämer / Ulmer 1984). Werte unter 10 % bei Frauen und unter 5 % bei Männern können aus gesundheitlicher Sicht bedenklich sein. Bei Frauen können sehr geringe Fettwerte Störungen oder das Ausbleiben der Menstruation und eine Abnahme der Knochendichte zur Folge haben.

Der Weg zur guten Figur

Der versteckte Waschbrettbauch

Die tiefsten Einschnitte in der Bauchmuskulatur, die ausgeprägtesten «Six-packs» und die schönsten Konturen der schrägen Bauchmuskeln bleiben unsichtbar, wenn sich ein unförmiger Fettmantel darüber ausbreitet. Wer mit einem deutlich sichtbaren Bauchrelief glänzen möchte, muss seinen Körperfettanteil niedrig halten. Dies ist durch ein perfektes Bauchmuskeltraining alleine nicht zu schaffen.

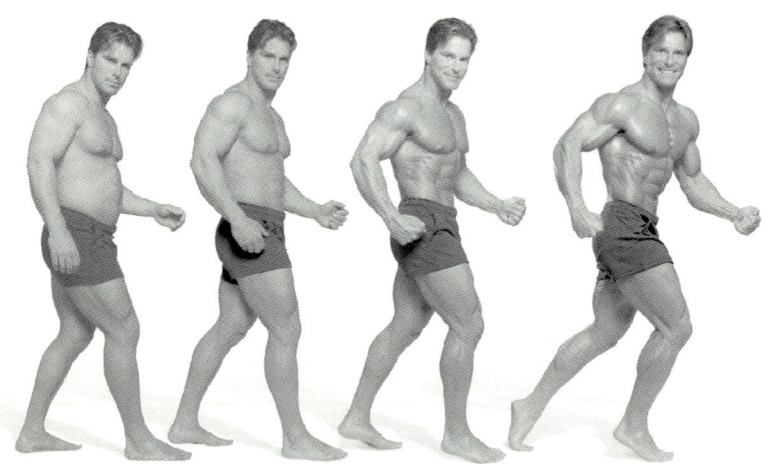

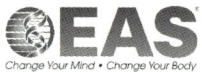

Die Motivation entscheidet

Die Ernährung umzustellen und ein körperliches Training aufzunehmen und dies monatelang, jahrelang, möglichst lebenslang durchzuhalten, bedarf einer starken Motivation und eines unerschütterlichen Durchhaltevermögens. Dies gelingt nur, wenn eine gesunde Ernährung und das Training nicht als Fron und lästige Arbeit empfunden werden. Deshalb ist es wichtig, die sportlichen Aktivitäten herauszufinden, die

Ihnen Spaß machen. Es hilft wenig, pflichtgemäß die vermeintlich effektivsten Aktivitäten zu wählen, wenn diese nicht Ihren Neigungen entsprechen. Wer gerne Gewichte stemmt, soll das Krafttraining in den Mittelpunkt seines Trainingsprogramms stellen, und wer gerne lange Zeit mit geringer Intensität auf dem Crosstrainer trainiert, soll in erster Linie diese Art des Ausdauertrainings wählen. Es ist bisher wissenschaftlich keineswegs geklärt, welches Training für das Ziel Gewichtsreduktion und Körperformung am effektivsten ist. Wählen Sie die Trainingsform, die Ihnen am meisten Freude bereitet!

Die kalorische Gleichung

Das Verhältnis zwischen Kalorienaufnahme und Kalorienverbrauch entscheidet über das Körpergewicht. Insbesondere bestehen enge Zusammenhänge zwischen dem Körpergewicht bzw. Körperfettanteil und der Nahrung. Dies bedeutet: Wer mehr und fetter isst, setzt in der Regel Fett an. Diese einfache Wahrheit drückt die kalorische Gleichung aus:

- *Das Körpergewicht nimmt zu,* wenn die Kalorienaufnahme größer ist als der Kalorienverbrauch.
- *Das Körpergewicht bleibt gleich,* wenn sich Kalorienaufnahme und Kalorienverbrauch die Waage halten.
- *Das Körpergewicht nimmt ab,* wenn die Kalorienaufnahme kleiner ist als der Kalorienverbrauch.

Neben der kalorischen Gleichung sind auch die Qualität und die Art der Kalorien mitentscheidend für das Körpergewicht.

Figurformung durch Krafttraining

- «Ich möchte keine Muskelpakete!» – Dies ist der häufigste Einwand von untrainierten Frauen gegen ein Krafttraining. Dabei ziehen sie wichtige Fakten nicht in Betracht …
- Frauen besitzen weniger muskelbildende Hormone (z. B. Testosteron) als Männer. Sie bauen deshalb auch bei intensivem Krafttraining langsamer und deutlich weniger Muskelmasse auf als Männer.

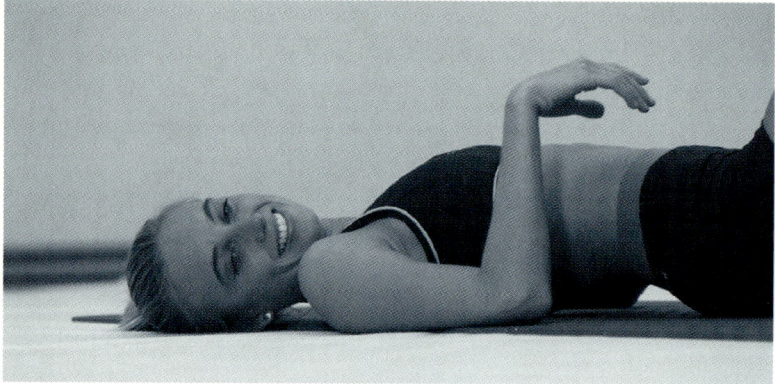

■ Muskeln sind die effektivsten Fatburner! Im Gegensatz zu Fettgewebe sind Muskeln sehr stoffwechselaktiv. Sie sorgen für einen hohen
Grundumsatz und verbrauchen deshalb 24 Stunden lang Kalorien,
auch im Schlaf, im Sitzen und bei der täglichen Arbeit. 500 g – 1000 g
Muskelmasse verbrennen pro Tag ca. 50 kcal mehr als Fett (Everson
1996). Der Erhalt der Muskelmasse ist deshalb beim Abnehmen von
entscheidender Bedeutung.

■ Beim Abnehmen ist Furcht vor zu viel Muskulatur unbegründet!
Während dieser abbauenden (katabolen) Stoffwechsellage kann der
Körper kaum Muskelmasse aufbauen, selbst bei einem begleitenden
Krafttraining.

■ In der Abnehmphase ist ein begleitendes Krafttraining wichtig!
Beim Abnehmen wird der Körper unterkalorisch versorgt. Bei Ab-
nehmkuren ohne begleitendes Krafttraining werden etwa 50 % Fett
und 50 % Muskulatur eingeschmolzen (Guzzo 2001). Aufgrund der
Reduzierung der stoffwechselaktiven Muskelmasse sinkt der Grundumsatz, und der Organismus benötigt nach der Diät noch weniger
Kalorien. Diese Zusammenhänge werden selten ausreichend beach-
tet, deshalb nehmen die meisten Menschen nach einer Diät rasch
wieder zu und erreichen oder überschreiten ihr Ausgangsgewicht
häufig schon innerhalb eines Jahres.

■ Nicht das kurzfristig verlorene Körpergewicht ist für das Abnehmen
entscheidend, sondern die Verringerung der Körperfettanteils! Nur

die langfristige Umstrukturierung des Körpers führt zum anhaltenden Abnehmen. Weil Muskelgewebe schwerer ist als Fettgewebe,
kommt es bei einem Abnehmprozess, bei dem die Muskelmasse
erhalten bleibt und vornehmlich Fett abgebaut wird, zunächst zu
einem geringeren Gewichtsverlust als bei einem gleichzeitigen
Verlust von Muskelmasse. Der langfristige Vorteil ist ein höherer
Grundumsatz.

Fazit: Krafttraining ist ein unverzichtbarer Bestandteil eines jeden erfolgreichen Programms zum Abnehmen. Es führt zum Erhalt
der Muskelmasse, zu einem hohen Grundumsatz, zu einer Körperfett-
reduktion und einer positiven Umstrukturierung des Körpers sowie
zu der erwünschten Körperformung.

Figurformung durch Ausdauertraining

Das Märchen von der Fettverbrennung

Fettverbrennung, Fatburning, ist ein Zauberwort für alle, die abnehmen
und ihre Figur verbessern wollen. Doch die Vorstellung, dass ein Ausdauertraining mit geringer Intensität die beste und die einzige Methode
sei, um effektiv Pfunde zu verlieren und überschüssige Fettpolster abzubauen, basiert auf einem Missverständnis. Fettverbrennung bezeichnet
lediglich die Art der Energiebereitstellung. Für das Abnehmen ist jedoch
eine negative kalorische Energiebilanz über 24 Stunden entscheidend
(vgl. Die kalorische Gleichung, S. 23). Die Art der Energiebereitstellung
ist dabei von untergeordneter Bedeutung. Wenn wir dennoch der nach-
geordneten Frage nach den beim Sport verbrauchten Kalorien nachge-
hen, gelten folgende Richtlinien:

■ **Ausdauertraining allein ist kein optimales Abnehmkon-
zept!** Allein durch die Kalorien, die bei einem zweimaligen Ausdauertraining pro Woche verbraucht werden (z. B. 2 × 250 kcal), ist
keine wesentliche Fettreduktion zu erreichen. Dazu bedarf es ent-

weder eines sehr großen Trainingsumfangs pro Woche (3- bis 5-mal 300 – 500 kcal), der nur selten realisierbar ist, oder besser eines komplexen Programms, das eine Ernährungsumstellung mit einem Kraft- und einem Ausdauertraining kombiniert.

■ **Ein Ausdauertraining mit geringer Intensität ist nicht unbedingt am effektivsten.** Die Auffassung, dass ein Fettverbrennungstraining mit geringer Intensität grundsätzlich einen

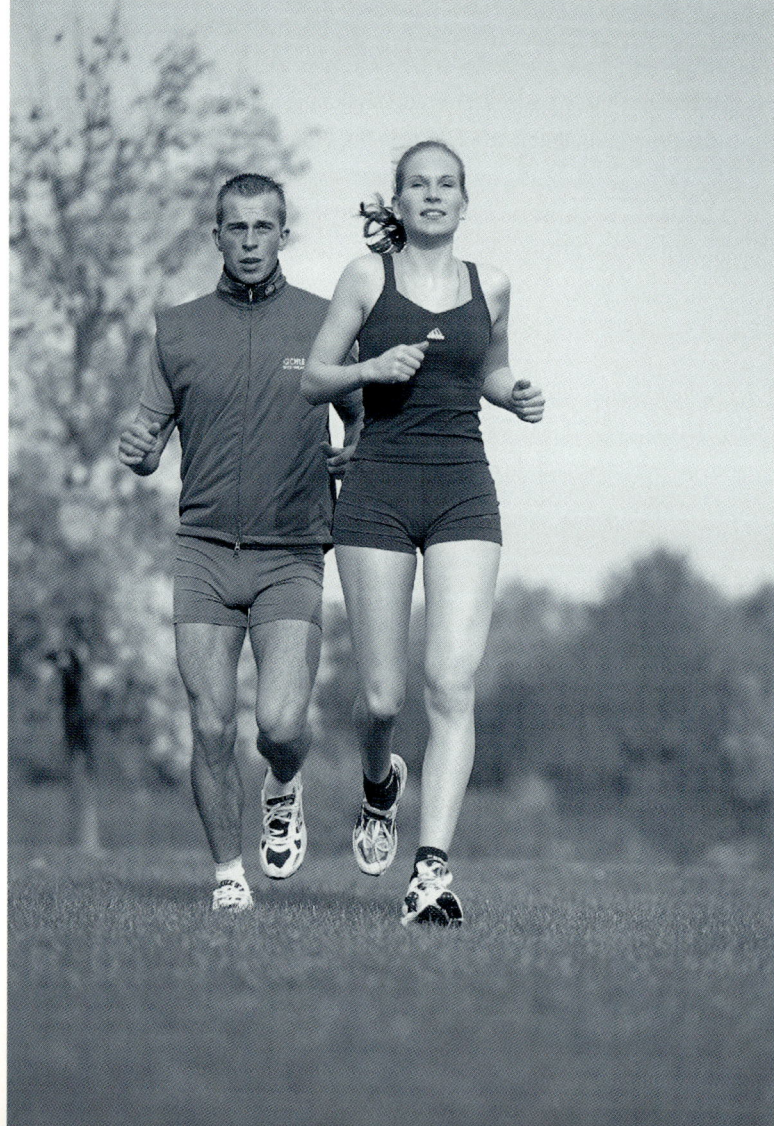

optimalen Abbau von Körperfett bewirkt, ist falsch. Eine niedrige Trainingsintensität ist aufgrund seiner positiven gesundheitlichen Effekte zwar uneingeschränkt zu begrüßen, gemessen an der Anzahl der verbrauchten Gesamt- und Fettkalorien ist es jedoch einem intensiven Training von gleicher Dauer unterlegen. Dies zeigt ein Vergleich von absoluter und relativer Fettverbrennung. *Beispiel 1:* Bei geringer Trainingsintensität (langsames Lauftempo, geringer Tretwiderstand auf dem Fahrrad, niedrige Herzfrequenz, subjektives Belastungsempfinden «leicht» oder «leicht bis mittel») schont der Organismus seine begrenzten Glykogenspeicher und nutzt verstärkt den riesigen Fettspeicher als Energielieferanten. Die Gesamtmenge der verbrauchten Kalorien ist jedoch aufgrund der geringen Belastung klein (z. B. 300 kcal). Der relative Anteil der Fettverbrennung ist zwar hoch (z. B. 70 % Fettverbrennung, 30 % Kohlenhydratverbrennung), die absolute Menge an verbranntem Fett jedoch gering (70 % von 300 kcal = 210 kcal). *Beispiel 2:* Bei hoher Trainingsintensität und gleicher Trainingsdauer (zügiges Lauftempo oder hoher Tretwiderstand auf dem Fahrrad, hohe Herzfrequenz, subjektives Belastungsempfinden «mittel») wird stärker die schneller umsetzbare Glukose zur Energiebereitstellung herangezogen. Der relative Anteil der Fettverbrennung verringert sich im Vergleich zu einem Training mit geringer Intensität deutlich (z. B. 50 % Fettverbrennung, 50 % Glukoseverbrennung). Die Gesamtmenge an verbrannten Kalorien ist aufgrund der höheren Belastung größer (z. B. 500 kcal). Der relative Anteil der Fettverbrennung hat sich zwar deutlich reduziert (50 %), die absolute Menge an verbrauchtem Fett ist jedoch größer als in Beispiel 1 (50 % von 500 kcal = 250 kcal).

■ **Spaß am Training geht immer vor Trainingseffektivität!** Ein intensives Ausdauertraining bedeutet für den Organismus einen größeren «Stress». Dabei werden wie beim Krafttraining vermehrt Hormone freigesetzt, die anschließend die Fettverbrennung mobilisieren und auf diese Weise den Abnehmvorgang unterstützen. Lange Trainingseinheiten mit geringer Intensität sind dennoch vor allem aus Gründen der Motivation für Personen sinnvoll, die diese Belastungen einem intensiven Training vorziehen.

- **Den «Nachbrenneffekt» gibt es nicht.** Die Hoffnung auf einen länger anhaltenden höheren Kalorienverbrauch nach dem Training, den so genannten Nachbrenneffekt, kann wissenschaftlich nicht bestätigt werden. Eine gute Nachricht ist jedoch die Tatsache, dass nach jedem Kraft- und Ausdauertraining der Anteil der Fettverbrennung am Grundumsatz so lange erhöht bleibt, bis dem Körper erneut Kohlenhydrate zugeführt werden. Eine längere Essenspause nach dem Training trägt also dazu bei, einige Fettkalorien zusätzlich zu verbrennen.

- **Laufen ist die effektivste Ausdauersportart.** Jede Ausdaueraktivität fordert den Körper in unterschiedlicher Weise. Laufen ist die Nummer eins der gängigen Ausdauerdisziplinen, lediglich Skilanglauf auf hohem Niveau ist intensiver. In der Reihenfolge der üblichen Cardio-Fitness-Geräte folgen der Cross-Trainer, bei dem Oberkörper und Beine arbeiten, der Stepper, das Rudergerät und schließlich das Fahrrad. Laufen verbraucht mehr Kalorien als die übrigen Aktivitätsformen, da bei gleicher Anstrengung die Herzfrequenz und somit der Sauerstoffverbrauch größer ist. Eine kurze Laufzeit bringt also ähnlich gute Effekte wie eine deutlich längere Radfahrzeit. Dennoch sollten Sie Ihre Ausdauerdisziplinen danach auswählen, welche Ihnen am meisten Freude macht und bei der keine orthopädischen Beschwerden auftreten. Rad fahren oder Schwimmen ist aus orthopädischer Sicht für stark übergewichtige Personen häufig günstiger, weil das Körpergewicht vom Gerät bzw. vom Wasser getragen wird.

Fazit: Ausdauertraining ist ebenso wie Krafttraining ein wesentlicher Bestandteil eines effektiven Abnehmprogramms. Regelmäßiges Ausdauertraining verbessert die Leistungsfähigkeit des Herz-Kreislauf-Systems, kurbelt den Stoffwechsel an und erhöht den Kalorienverbrauch. Ein intensives Ausdauertraining ist dabei ebenso empfehlenswert wie ein moderates, lang andauerndes Fettverbrennungstraining. Für den Erfolg der Gewichtsreduktion ist allerdings primär eine negative Kalorienbilanz und nicht die Energiebereitstellung während des Trainings entscheidend.

Figurformung durch Ernährung

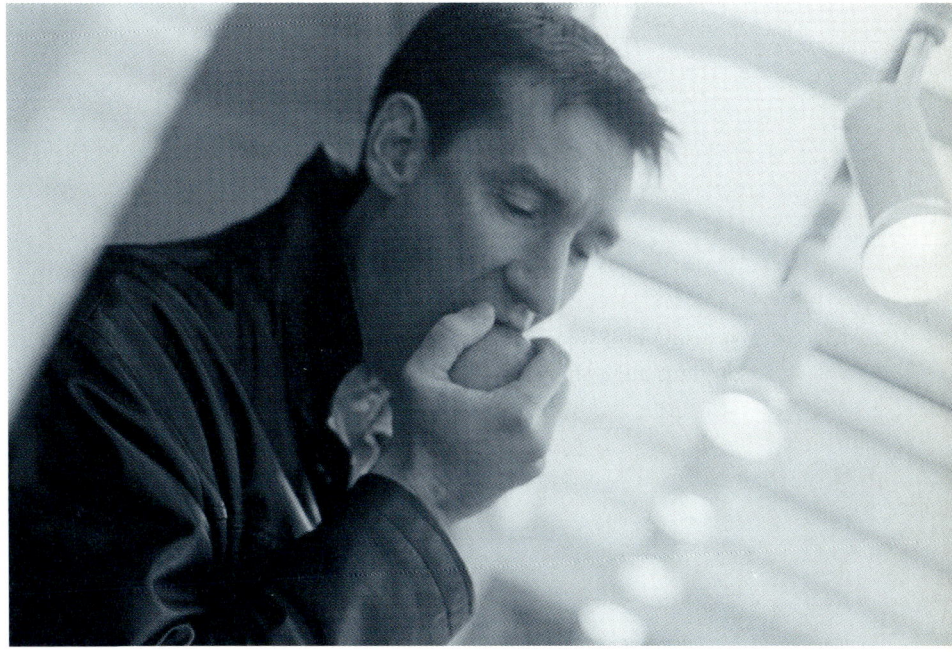

Die Ernährung ist der wichtigste Baustein einer erfolgreichen Strategie zum Abnehmen. Nach Meinung der Experten macht sie über 50 % der Gesundheit, Attraktivität und Fitness aus. Eine ausgewogene und gesunde Ernährung ist die optimale Voraussetzung für eine schlanke, attraktive Figur, körperliche und geistige Leistungsfähigkeit sowie lebenslange Vitalität. Der Schlüssel zum Erfolg ist eine qualitative und eine quantitative Ernährungsumstellung: Die qualitative Verbesserung betrifft eine gesunde und vollwertige Ernährung mit hoher Nährstoffdichte und guter Lebensmittelqualität durch möglichst viel Frischkost mit naturbelassenen, unverarbeiteten und abwechslungsreichen Produkten. Bei dieser Nahrungszusammensetzung wird die Energiedichte und damit vor allem der Fettanteil reduziert. Die quantitative Umstellung reduziert die aufgrund der Überflussernährung ständig überhöhte Energiezufuhr so weit, dass es zu einer Normalisierung der Energiebilanz kommt und die kalorische Gleichung wieder ins Gleichgewicht gebracht wird. Im Einzelnen sollten Sie sich für eine schlankheitsorientierte Ernährungsumstellung an die folgenden Hinweise halten.

Die 10 wichtigsten Ernährungstipps

Gute Ernährung bringt Gesundheit und den Erfolg beim Abnehmen! Folgende Expertentipps sind die Erfolgsgaranten:

- **Essen Sie so viel frisches Obst und Gemüse, wie Sie wollen.**
  Obst und Gemüse enthalten viel Vitamine, Mineralstoffe, Spurenelemente und besitzen dadurch eine hohe Nährstoffdichte. Aufgrund ihres hohen Wasser- und Ballaststoffanteils sind sie kalorienarm und besitzen eine niedrige Energiedichte (im Durchschnitt nur 12–30 kcal pro 100 g). Sie machen satt und schlank. Zudem reduzieren sie das Risiko für Krebs- und Herz-Kreislauf-Erkrankungen. Die Deutsche Gesellschaft für Ernährung empfiehlt «Eat 5 a day – keep the doctor away» (Zapf 1998).

- **Vollkornprodukte, Nudeln, Reis und Kartoffeln sind die perfekten Energiespender.** Diese Lebensmittel enthalten bis zu 80 % langkettige Kohlenhydrate und sehr wenig Fett (unter 6 %). Sie sollen den Hauptanteil Ihrer Nahrungsmittel darstellen. Vorsicht: Fettreiche Soßen und Brotbeläge erhöhen den Fettanteil drastisch. Pommes Frites sollten besser Fettkartoffeln genannt werden, denn ihr Fettanteil steigt auf ca. 45 % – die Gesamtkalorienmenge pro 100 g ist somit viermal höher als bei gekochten Kartoffeln.

- **Fisch, mageres Fleisch, Geflügel, fettarme Milch und Milchprodukte, Hülsenfrüchte und Tofu sind Baustoffe des Lebens.** Diese hochwertigen Eiweißquellen liefern allen Körperzellen die Baustoffe. Benötigt wird ca. 1 g Eiweiß pro kg Körpergewicht pro Tag. Bei der Vielzahl der Eiweißquellen reicht es völlig, nur ca. zweimal pro Woche Fleisch zu essen. Machen Sie Salate, Gemüse, Kartoffeln, Nudeln und Reis zu Hauptspeisen und ein kleines Stück mageres Fleisch zur seltenen Beilage. Leider ist das Verhältnis meist umgekehrt, wie ein Blick auf heimische Teller und Speisekarten beweist. Auch bei den beliebten belegten Broten ist es oft umgekehrt. Auf eine dünne Scheibe Brot türmen sich häufig ein Berg Butter und fettreiche Wurst oder Käse. Da viele Wurst- und einige Käsesorten über 80 % Fett enthalten, wird das belegte Brot zu einer Fett- und Kalorienbombe. Eine dicke Brotscheibe mit einem dünnen, mageren Belag, garniert mit Tomaten oder Gurken – so soll es sein (Zapf 1998).

■ **Trinken Sie reichlich, immer und überall!** Die meisten Menschen trinken zu wenig. Lernen Sie, mehr zu trinken, haben Sie möglichst immer eine Flasche stilles Mineralwasser dabei. Nichtsportler sollten ca. 1,5 Liter pro Tag trinken, Sportler noch mehr, um den Schweißverlust auszugleichen. Wasser ist der beste Durstlöscher, und ein Glas vor dem Essen verringert den ersten Heißhunger. Saftschorle, Kräuter- oder Früchtetees sind mögliche Alternativen. Softdrinks, Nektargetränke, Kaffee, schwarzer und grüner Tee sind Genussmittel, die nur in kleinen Mengen konsumiert werden sollten. Eine Dose Cola enthält ca. 200 kcal, dies entspricht etwa der Kalorienmenge, die bei einem Ausdauertraining von 20 bis 30 Minuten Dauer verbrannt wird. Auch Alkohol ist eine Kalorienbombe (1 g Alkohol entspricht 7 kcal) (Zapf 1998).

■ **Achtung: Fett macht fett.** Zwischen dem Fettgehalt der Nahrung und dem Körpergewicht bzw. dem Körperfettanteil besteht ein enger Zusammenhang. Man ist satt, wenn der Magen voll ist und die Menge der aufgenommenen Kohlenhydrate ausreichend ist. Das Sättigungsgefühl hängt jedoch nicht von der Kalorienzufuhr ab. Fettreiche Nahrungsmittel sind Kalorienbomben mit hoher Energiedichte (1 g Fett entspricht 9 kcal). Aufgrund des geringen Volumens tragen sie jedoch nur wenig zum Sättigungsgefühl bei. Deshalb werden bei fettreicher Ernährung automatisch mehr Kalorien aufgenommen. Erschwerend kommt hinzu, dass Fett als wohlschmeckend empfunden wird, insbesondere in der Kombination mit «süß». Dem unschlagbaren Dickmacherduo «fett und süß» begegnet man in unzähligen verlockenden Variationen: Kuchen, Gebäck, Schokolade, Eis, Sahne, fettreiche Fleisch-, Wurst- und Käsesorten, Saucen, Dressings, Süßspeisen, frittierte Speisen … Gegen diese verlockenden Fettmacher hat der Mensch kaum körpereigene Regulationsmechanismen – und das Körperfett ist beliebig vermehrbar! Deshalb helfen hier nur eine kopfgesteuerte Kontrolle und eine bewusste Ernährungsumstellung. Die tägliche Zufuhr an Fett sollte nicht mehr als 30 % der Gesamtkalorienzahl betragen. Meiden Sie alle offenen Fettbomben, reduzieren Sie auch versteckte Fette (Wurst, Käse, Fleisch, Milch, Milchprodukte) und achten Sie auf eine fettarme Zubereitung der Speisen. Die Devise lautet: Sparen Sie Fett!

■ **Zucker? Nein, danke!** Nicht das eine Stückchen Zucker im Kaffee macht dick, sondern der Zuckerberg, der in einer Flasche Limonade oder Cola gelöst ist und die Vielzahl an Süßspeisen, Kuchen, Puddings und Schokosnacks. Darüber hinaus sind viele Süßigkeiten eigentlich «Fettigkeiten», da sie einen hohen Fettanteil aufweisen, wie z. B. Schokolade. Hier stößt man wieder auf das Schlankheitskillerduo «fett und süß». Die «leeren Zuckerkalorien» (keine weiteren wichtigen Nährstoffe) führen zu einer erhöhten Insulinausschüttung, die zunächst die Fettverbrennung blockiert und anschließend zu einem raschen Abfall des Blutzuckerspiegels führt, was erneut Heißhunger auf Süßes verursacht. Starten Sie deshalb ein systematisches Zucker-Entwöhnungsprogramm, indem Sie nach und nach immer weniger Süßes essen. Damit sensibilisieren Sie Ihre Geschmacksrezeptoren wieder auf den natürlichen Geschmack naturbelassener Lebensmittel, bis Sie allzu Süßes als unangenehm süß empfinden.

■ **Kaufen und kochen Sie mit Verstand.** Beginnen Sie bereits beim Einkaufen ernährungsbewusst. Gehen Sie nicht hungrig aus dem Haus, weil Ihnen dann beim Anblick des reichhaltigen Angebots der Supermärkte das Wasser im Mund zusammenläuft und Sie viel zu viel einkaufen. Planen Sie den Einkauf: Kaufen Sie nicht mit den Augen, sondern mit dem Verstand. Berücksichtigen Sie aufgedruckte Fett- und Kalorienwerte. Nach dem Einkauf sind die Nährstoffe durch falsche Lagerung und unüberlegte Zubereitung gefährdet. Obst und Gemüse gehören ebenso in den Kühlschrank wie Fruchtsäfte, weil sie durch Licht, Luft und Wasser viele Vitamine verlieren. Verwenden Sie die Lebensmittel möglichst frisch und lassen Sie sie nicht lange liegen. Vermeiden Sie langes Kochen, Warmhalten und Aufwärmen. Achten Sie auf fettarme Zubereitung und wasserarmes Garen oder Dünsten – so erhalten Sie wertvolle Vitamine und sparen Fett.

- **Essen Sie mit Verstand.** Drei oder fünf Mahlzeiten? Die Experten sind sich uneinig. Fünf Mahlzeiten halten den Blutzuckerspiegel hoch und vermeiden Heißhungerattacken. Wenn keine strikte Kontrolle der Nahrungsmenge erfolgt, besteht jedoch die Gefahr, insgesamt zu viele Kalorien aufzunehmen. Dieselbe Gefahr droht bei allen Zwischensnacks. Wer nicht ganz darauf verzichten kann, sollte Chips, Schokolade und Pralinen durch Paprika-, Gurken- und Karottenstreifen ersetzen. Zum Abnehmen ist eine Beschränkung auf drei Mahlzeiten möglicherweise günstiger, weil in den längeren Esspausen vermehrt die Fettspeicher angezapft werden und weil die Gesamtkalorienzahl pro Tag leichter kontrolliert werden kann. Schaufeln Sie nicht gedankenlos große Mengen in sich hinein. Auch beim Essen können Sie abnehmen, indem Sie langsam und bewusst jeden Bissen genießen.

- **Bedenken Sie: Nobody is perfect.** Seien Sie nicht allzu perfektionistisch und bleiben Sie tolerant gegenüber sich selbst. Erwarten Sie nicht, dass die Ernährungsumstellung auf Anhieb perfekt gelingt. Eine Umstellung Ihrer Ernährungsweise bedeutet eine Verhaltensumstellung, die Zeit und unermüdlichen Einsatz erfordert. Rückschläge gehören dazu, und in Ausnahmefällen sind auch kleinere oder größere Sünden erlaubt. Behalten Sie dennoch Ihr Ziel im Auge und kehren Sie nach jedem «Ausrutscher» wieder auf Ihre festgelegte Marschroute zurück. Hungern Sie nicht! Erhalten Sie sich die Lust am Essen und genießen Sie es.

- **Nur nicht aufgeben!** Abnehmen braucht Zeit. Die Kilos, die sich in Jahren angehäuft haben, benötigen Zeit, um wieder abgebaut zu werden. Haben Sie Geduld! Es reicht, pro Monat 1 – 2 kg abzunehmen – das summiert sich innerhalb eines Jahres auf 12 – 24 kg. Die Zauberworte lauten Konsequenz, Durchhaltevermögen und ein langer Atem. Suchen Sie sich Weggefährten. Der Erfahrungsaustausch mit Gleichgesinnten hilft bei Durchhängern, dem Überwinden toter Punkte – und man kann sich auch besser gemeinsam über Erfolge freuen.

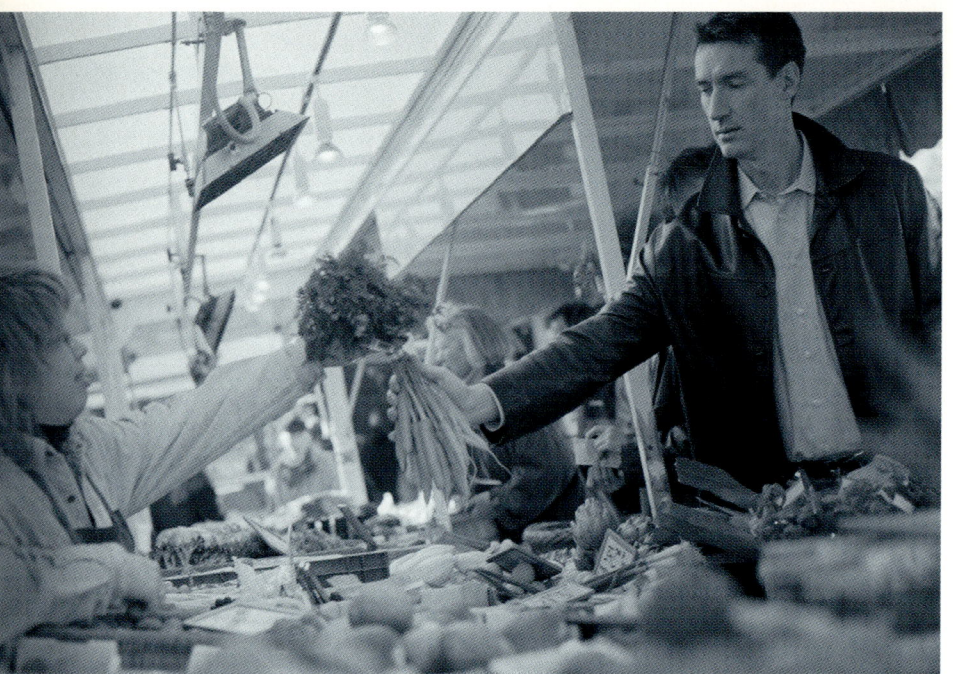

Die Irrwege beim Abnehmen

Es sind schon unzählige Versuche unternommen worden, um erfolgreich abzunehmen. Wir stellen Ihnen die häufigsten Irrtümer vor, damit
Sie sie vermeiden können.

Irrweg 1: Langfristiges Abnehmen durch Diät?

Der Versuch, eine langfristige, bleibende Gewichtsreduzierung alleine
durch Diätkuren zu erreichen, ist nicht erfolgversprechend. Über 90 %
dieser Versuche scheitern, u. a. aus folgenden Gründen (Boeckh-Behrens
1998):

■ **Eine strenge Diät baut Wasser, Fett und Muskeln ab.** Eine
  drastische Diät führt anfangs zu rascher Gewichtsabnahme. Der
  Notzustand zwingt den Körper, auf seine Reserven zurückzugreifen.
  Er verbrennt dabei nicht nur Fett, sondern auch körpereigenes Eiweiß – bis zu 50 % des Gewichtsverlusts kann aus festem Muskelge-

webe bestehen. Da Muskulatur sehr stoffwechselaktives Gewebe ist und auch in Ruhe mehr Kalorien verbrennt als Fettgewebe, sinkt der Grundumsatz. Der Körper benötigt noch weniger Kalorien, mit der Folge, dass sich der Körperfettanteil nicht weiter verringert. Aus diesem Grund ist beim Abnehmen ein begleitendes Krafttraining unbedingt notwendig.

■ **Das Überlebenssyndrom.** Eine plötzliche starke Einschränkung der Nahrungsmittelzufuhr deutet der Körper als Notzeit, wie sie bei unseren Ur-Vorfahren häufig vorkam. Er reagiert darauf mit denselben Maßnahmen zur Überlebenssicherung wie in Urzeiten: Der Organismus schaltet auf einen extremen Sparhaushalt um. Der Stoffwechsel wird verlangsamt, spontane körperliche Aktivität auf ein Minimum reduziert, weniger Wärme produziert und der Kalorienbedarf dadurch erheblich eingeschränkt. Nach dem Absetzen der Diät reagiert der Organismus einem biologischen Grundgesetz folgend mit einer Gegenreaktion, der so genannten Überkompensation. Er ersetzt das eingeschmolzene Fett nicht nur, sondern baut sogar, als Schutz vor neuen Hungerperioden, mehr Fett auf. Ohne ein Krafttraining wird ein Teil der verloren gegangenen Muskelmasse zusätzlich durch Fett ersetzt, sodass der bedauernswerte Mensch trotz seiner Bemühungen seinen Fettanteil und sein Übergewicht sogar vergrößert hat, anstatt es zu verringern.

■ **Das Jo-Jo-Phänomen.** Diese Bezeichnung steht für das mehrfache Durchlaufen des Überlebenssyndroms und beschreibt bildhaft das Auf und Ab des Körpergewichts bei wiederholten Diätversuchen. Der Stoffwechsel wird dabei auf negative Weise trainiert. Der Körper lernt bei jeder Diät, noch besser mit noch weniger Kalorien zu «überleben» und anschließend noch schneller und effizienter noch mehr Fett abzuspeichern, nach der Devise: «Die nächste Hungersnot (Diät) kommt bestimmt.» Dieses Vorgehen ist nicht nur physiologisch falsch und schädlich, sondern auch psychisch äußerst frustrierend.

■ **Spezialdiät – die letzte Rettung?** Das Angebot auf dem großen Markt des Abnehmens ist unerschöpflich. Ganz gleich, ob der brandneue, sensationelle Weg zum Erfolg Wasser-, Frucht-, Fett-,

Eiweiß-, Reis-, Gemüse- oder Hollywooddiät heißt oder ob sie mit griffigen Parolen wirbt wie «Fett macht schlank» oder «Iss dich schlank» – den meisten Methoden ist gemeinsam, dass sie durch eine sehr einseitig reduzierte Nahrungszufuhr rasche Anfangserfolge erzielen. Langfristige Änderungen können sie jedoch nicht erreichen. Die unerträgliche Monotonie der Ernährung führt zudem häufig zu einem frühzeitigen Abbruch. Aufgrund des unausgewogenen Nährstoffangebots können diese Spezialdiäten ernst zu nehmende gesundheitliche Risiken in sich bergen und Mangelerscheinungen hervorrufen. Deswegen Finger weg von der neuesten Wunderdiät!

Irrweg 2: Kalorienzählen beim Sport und beim Essen

Trotz der entscheidenden Bedeutung der kalorischen Gleichung ist ein tägliches Kalorienzählen der falsche Weg zum erfolgreichen Abnehmen. Durch tägliches Wiegen und Zählen messen Sie dem Zeiger der Waage und der Anzahl der Kalorien magische Bedeutung zu. Die Folge sind häufig Stress und Verluste an Motivation und Lebensfreude. Verlassen Sie deshalb diesen Irrweg, lenken Sie Ihre Aufmerksamkeit lieber auf eine gesunde, vollwertige Ernährung und regelmäßiges Training. Genießen Sie Ihr Essen, die motivierende Aerobic-Stunde und das Erfolgserlebnis der Leistungssteigerung beim Krafttraining, dann purzeln die Pfunde mit der Zeit ganz von alleine.

Irrweg 3: Fettabbau gezielt an bestimmten Körperstellen

Die meisten Menschen haben ihre Problemzonen. An diesen Stellen des Körpers setzt sich überschüssiges Fett besonders leicht fest, und dort ist es auch am schwierigsten wieder abzubauen. Vier Stellen sind besonders betroffen: die Rückseite des Oberarms, die Hüften, der Bauch und die Oberschenkel. In der Hoffnung, diese Problemzonen mit gezielten Methoden isoliert zu beseitigen, werden eine große Anzahl von «Wundermitteln» oder «sicherer» Trainingsmethoden angeboten, gekauft und angewandt. Jede Hoffnung auf eine «punktuelle» Fettabnahme ist jedoch vergebens. Tatsache ist, dass die Verteilung des Fettgewebes am Körper der individuellen Erbanlage entsprechend programmiert ist. Wenn wir zunehmen, wird die Fettschicht entsprechend dieser Erbanlage am ganzen Körper dicker, beim Abnehmen nehmen wir proportional überall ab. Dies bedeutet nicht, dass die Fettschicht am ganzen Körper gleich dick ist. Vielmehr sind auch die Problemzonen vorbestimmt, d. h. diejenigen Teile des Körpers, an denen sich das Übergewicht stärker festsetzt als an anderen.

Angesichts dieser Tatsache sind einseitige Übungsprogramme zur gezielten Fettreduktion wenig sinnvoll. Die Übungen straffen und kräftigen zwar die Muskulatur, können aber das darüber liegende Fettgewebe nicht gezielt abbauen. Die Fettabnahme bezieht sich immer auf den ganzen Körper, niemals auf isolierte Einzelteile. Vergessen Sie den Mythos eines punktuellen Fettabbaus. Setzen Sie vielmehr auf die Erfolgsfaktoren regelmäßiges Kraft- und Ausdauertraining in Verbindung mit einer gesunden und vollwertigen Ernährung.

Irrweg 4: Bewegungsmangel plus Überernährung: Fettleibigkeit und metabolisches Syndrom

Vor mehreren tausend Jahren musste der Mensch lange wandern, jagen, sammeln und kämpfen, um das Überleben zu sichern. Unser Körper ist den hohen Kalorienverbrauch durch eine körperlich aktive Lebensweise gewohnt, und unser Organismus funktioniert noch heute nach den alten Gesetzmäßigkeiten. Der übergewichtige Mensch dagegen verbraucht Energie auf Sparflamme, geizt beim Fernsehen, Autofahren oder der täglichen maschinenunterstützten Haus- oder Schreibtischarbeit mit dem Verbrauch von Kalorien. Er bewegt sich kaum und isst reichlich. Unser Stoffwechsel ist für diese träge Lebensweise nicht vorgesehen. Die heutige Überflussernährung beschert dem Menschen eine chronisch positive Energiebilanz, deren negative Wirkung sich durch einen hohen Anteil an Fett, Zucker und Alkohol und einen Mangel an Vitaminen, Spurenelementen und Ballaststoffen verstärkt. Logischerweise entwickelt der Mensch so eine immer dicker werdende Fettschicht.

Bei Fettleibigkeit (Adipositas) kommt es häufig zu einer so genannten peripheren Insulinresistenz mit der Folge einer gestörten Kohlenhydratverwertung und verstärktem weiterem Fettzuwachs. In Verbindung mit diesen Problemen treten vermehrt folgende Zivilisationskrankheiten auf, die als metabolisches Syndrom bezeichnet werden: Zuckerkrankheit (Diabetes mellitus, Typ II), Fettstoffwechselstörungen (erhöhte Werte von Gesamtcholesterin, LDL-Cholesterin, Triglyzeriden), Bluthochdruck, erhöhte Harnsäurewerte, erhöhte Neigung zur Blutgerinnung und Bewegungsmangel. Die Gesundheitsrisiken der einzelnen Erkrankungen des metabolischen Syndroms werden durch die Bündelung mehrerer Krankheiten nicht nur addiert, sondern multipliziert und sind das schwerwiegendste ernährungsbedingte Gesundheitsproblem der westlichen Industrieländer. Die durch Gefäßverengung (Arteriosklerose) bedingten Kosten für das Gesundheitssystem werden allein in Deutschland auf jährlich über 100 Milliarden Mark geschätzt (Pudel in Logue 1998), ca. 50 % der Todesfälle sind durch Erkrankungen des Herz-Kreislauf-Systems bedingt (Zapf 1998). Dieser Irrweg der Fehlernährung und seine dramatischen Folgen für den Einzelnen und die Gesellschaft sind «relativ leicht» vermeidbar. Beginnen Sie persönlich mit den einfachen und wirksamen Gegenmaßnahmen. Starten Sie mit einem effizienten Bewegungsprogramm und stellen Sie Ihre Ernährung um, indem Sie die Tipps dieses Kapitels berücksichtigen!

Schlank werden und schlank bleiben – das Erfolgsprogramm

- **Ändern Sie Ihr Verhalten – machen Sie sich den Gesundheits- und Fitness-Lebensstil zu Eigen!** Es ist unmöglich, mit Übergewicht, hohem Blutdruck, Kurzatmigkeit und Rückenschmerzen das Leben in vollen Zügen zu genießen. Drastische kurzzeitige Energieleistungen wie eine strikte Diät oder ein einwöchiger Skiurlaub sind wie ein Tropfen auf dem heißen Stein. Der Schlüssel zu Gesundheit, Attraktivität und Wohlbefinden liegt in einer langfristigen Änderung Ihres Verhaltens.
- **Dauerhafte Ernährungsumstellung kombiniert mit regelmäßigem Training bedeutet Erfolg!**
  Die Mehrzahl der wissenschaftlichen Studien weltweit belegt, dass erst eine Kombination der beiden Faktoren Ernährungsumstellung

und regelmäßiges Training die Wahrscheinlichkeit für einen durch-
schlagenden Erfolg wesentlich erhöht.

■ **Setzen Sie sich Ziele, kontrollieren Sie Ihren Fortschritt,
feiern Sie Ihre Erfolge!** Gehen Sie systematisch und konsequent
vor. Setzen Sie sich erreichbare Nahziele. Versuchen Sie z. B., pro
Monat 1,5 kg abzunehmen. Kontrollieren Sie die Effekte Ihrer Bemü-

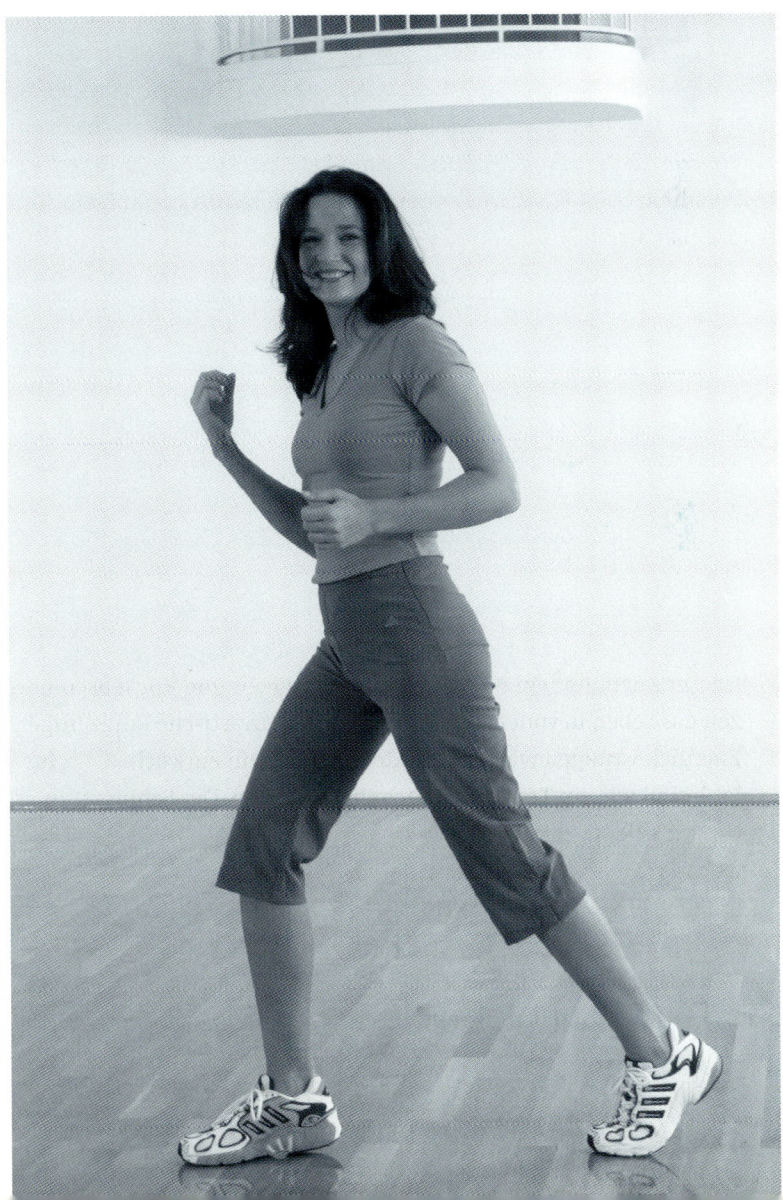

hungen genau. Nach Erreichen des Zwischenziels setzen Sie sich ein neues realistisches Ziel. Belohnen Sie sich selbst, indem Sie sich z. B. ein neues Kleidungsstück kaufen oder eine Veranstaltung (Kino, Theater, Konzert o. Ä.) besuchen.

- **Vermeiden Sie die typischen Irrwege!** Akzeptieren Sie Ihre genetischen Voraussetzungen. Ersparen Sie sich den Stress des täglichen Wiegens und Kalorienzählens. Vergessen Sie den Mythos eines punktartigen Fettabbaus an bestimmten Problemzonen des Körpers. Vermeiden Sie die Kardinalfehler: Bewegungsmangel und überkalorische Ernährung – dies führt zu Fettleibigkeit und Risikokrankheiten des metabolischen Syndroms. Diäten allein führen langfristig nicht zum Erfolg. Überfordern Sie sich nicht durch die Vorgaben: alles oder nichts, jetzt oder nie. Verlangen Sie nicht zu viel – zu schnell.

- **Trainieren Sie regelmäßig!** Berücksichtigen Sie sowohl Kraft- als auch Ausdauertraining. Das Krafttraining ist unverzichtbar, um die Muskulatur zu erhalten, einen hohen Grundumsatz zu gewährleisten und die gewünschte Körperformung zu erreichen. Das Ausdauertraining bekämpft die Risikoerkrankungen des metabolischen Syndroms wirkungsvoll, schützt vor Arteriosklerose und kurbelt den Stoffwechsel an. Das Wichtigste ist die Regelmäßigkeit des Trainings. Suchen Sie sich deshalb die Aktivität aus, die Ihnen am meisten Spaß macht.

- **Ohne Ernährungsumstellung geht nichts!** Eine Ernährungsumstellung mit dem Ziel der Gewichtsreduzierung muss zwei Faktoren berücksichtigen: zum einen die Verminderung der Gesamtkalorienmenge (quantitativer Aspekt), um die chronische überkalorische Ernährung zu stoppen, zum anderen eine Verbesserung der Nahrungsqualität durch ein Mehr an Obst, Gemüse, Vollkornprodukten, Reis, Nudeln, Kartoffeln und Wasser sowie ein Weniger an Fett, Zucker und Alkohol.

- **Die wichtigsten Zutaten für das Abnehm-Erfolgsrezept sind: Geduld, Hartnäckigkeit, Selbst-Toleranz und eine unterstützende Gruppe.** Änderungen der Gewohnheiten gelingen nicht von heute auf morgen. Haben Sie Geduld und streben Sie Ihre

Ziele beharrlich und konsequent an. Seien Sie jedoch nicht zu perfektionistisch und verzeihen Sie sich hin und wieder einen Fehler. Besuchen Sie Kurse, die regelmäßig stattfinden, und pflegen Sie den Gedankenaustausch mit Gleichgesinnten.

Und nun, packen Sie's an und lassen Sie die Pfunde purzeln!

Trainingsgestaltung

So trainieren Sie richtig

Die richtige Dosierung

Die Gestaltung des Bauchmuskeltrainings ist vor allem abhängig von Ihren Trainingszielen. Ziele können sein: Figurformung, Verbesserung der Leistungsfähigkeit im Sport, Verbesserung der Fitness oder das Erreichen und Erhalten einer gesundheitsorientierten Basiskraft. Die Trainingsbelastung wird im Wesentlichen durch die Kenngrößen Trainingsintensität (Wie intensiv?), Trainingsumfang (Wie viele Sätze und Wiederholungen?) und Trainingshäufigkeit (Wie oft?) beeinflusst. Passen Sie sie je nach Trainingsziel und Trainingszustand individuell an.

Wie intensiv?

Die Trainingsintensität beschreibt die Anstrengung bei der Übungsausführung. Sie wird sowohl durch die Übungsauswahl (leichte oder hoch intensive Übung) als auch durch das gewählte Gewicht und die Seriengestaltung bestimmt. So wird im *harten Krafttraining* eine Trainingsserie (Trainingssatz) in der Regel bis zur letztmöglichen Wiederholung durchgeführt und durch die Muskelerschöpfung zwangsläufig beendet.

Neue Untersuchungen (Buskies 1999 und 2001) zeigen aber, dass vor allem bei Trainingseinsteigern und weniger Trainierten auch bei einem *sanften Krafttraining* enorme Kraftzuwächse in der Maximalkraft und Kraftausdauer erzielt werden. Hier wird der einzelne Trainingssatz deutlich vor Erreichen der letztmöglichen Wiederholung abgebrochen. Den Zeitpunkt zum Abbruch in der Serie bestimmt das «subjektive Belastungsempfinden»: Sie beenden den Satz, sobald Sie die Belastung als «mittel bis schwer» wahrnehmen – beim sanften Krafttraining wird die Belastung nie als «sehr schwer» empfunden. Konkret bedeutet dies z. B. bei Trainingsanfängern, die ihre Kraftausdauer verbessern wollen, dass sie das Trainingsgewicht z. B. an der Bauchmuskelmaschine so wählen, dass sie ihre Anstrengung etwa bei der zwanzigsten Wiederholung als «mittel bis schwer» einschätzen. Durch Ausprobieren ist dieses Gewicht leicht zu finden. Sie beenden hier die Serie, obwohl noch weitere Wiederholungen möglich wären.

Neben den guten Kraftzuwächsen ist im Vergleich zum Training bis zur letztmöglichen Wiederholung die orthopädische Belastung geringer, die Blutdruck- und Milchsäurewerte sind niedriger, und es besteht eine verminderte Gefahr der Pressatmung. Ein sanftes Krafttraining bietet sich daher sowohl für alle an, die Erfolg haben wollen, ohne bei jedem Satz den «inneren Schweinehund» überwinden zu müssen, als auch für den Seniorensport, das Kinder- und Jugendtraining, die Rehabilitation sowie für spezielle Zielgruppen mit orthopädischen (z. B. Rückenbeschwerden) oder internistischen Problemen (z. B. Herz-Kreislauf-Krankheiten, Bluthochdruck). Fortgeschrittene dagegen haben die Möglichkeit, durch hartes Krafttraining die Intensität der Einzelwiederholung sowie der Trainingsserie weiter zu intensivieren, z. B. durch zusätzliche Wiederholungen am Ende der Serie bei Muskelerschöpfung, indem z. B. ein Partner über den schwersten Punkt der Bewegung mithilft.

Wie viele Sätze, wie viele Wiederholungen?

Bezogen auf den Trainingsumfang lässt sich Folgendes festhalten:

- Die Trainingseffekte in Bezug auf die Kraft scheinen bei Untrainierten und wenig Trainierten zumindest in den ersten Trainingswochen bei einem Einsatz-Training (1 Satz pro Muskelgruppe) ähnlich effektiv zu sein wie bei einem Mehrsatz-Training (mehrere Sätze pro Muskelgruppe). Sie sollten dabei aber mindestens zweimal wöchentlich trainieren.
- Für den Leistungssportler bzw. bei besser Trainierten lässt sich derzeit keine wissenschaftlich abgesicherte Aussage darüber machen, ob ein Einsatz-Training so effektiv ist wie das Mehrsatz-Training.

Wie oft?

Die Trainingshäufigkeit pro Woche hängt eng mit dem Trainingszustand und dem Trainingsziel zusammen. Wichtig ist grundsätzlich, dass nur regelmäßiges Krafttraining erfolgreich ist («Einmal ist keinmal!»).

Die Trainingsgestaltung im Überblick

Belastungsdosierung beim Bauchmuskeltraining

Parameter	Einsteiger	Fortgeschrittene
Intensität		
■ Übungsauswahl	einfache Übung	schwere Übung
■ Bewegungsausführung	normale Geschwindigkeit	normale oder langsame Geschwindigkeit oder statisch oder Endkontraktionen
■ Seriengestaltung	sanft (Abbruch der Belastung deutlich vor der letztmöglichen Wiederholung)	bis zur letztmöglichen Wiederholung; Intensivierung durch Bodybuildingprinzipien
Umfang		
■ Sätze	Einsatz-Training oder bis maximal 3 Sätze	Einsatz-Training oder je nach Ziel bis 10 Sätze und mehr
■ Wiederholungen eher Muskelaufbau	8–15 (Belastungsdauer ca. 25–45 Sekunden)	8–15 (Belastungsdauer 25–45 Sekunden)
eher Kraftausdauer	15–20 und mehr bis 100 (über 45 Sekunden)	15–20 und mehr bis 100 (über 45 Sekunden)
Häufigkeit		
Einsatz-Training	mindestens 2 × pro Woche	mindestens 3 × pro Woche
Mehrsatz-Training	mindestens 1 × pro Woche	mindestens 2 × pro Woche

Detaillierte Informationen zur Trainingsgestaltung beim Krafttraining finden Sie in unserem Buch «Fitness-Krafttraining» in der Reihe rororo Sport (Nr. 19481).

10 Regeln für erfolgreiches Bauchmuskeltraining

(1) Nur regelmäßiges Training bringt die gewünschten Effekte!

(2) Für die Entwicklung und zum Erhalt einer Basiskraft der Bauchmuskulatur reicht 2- bis 3-mal pro Woche ein Trainingssatz bis zur Ermüdung.

(3) Besonders effektiv wird das Training, wenn man am schwersten Punkt (Bewegungsendpunkt) noch ein paarmal etwas nachzieht (Endkontraktionen).

(4) Aber auch ein sanftes Training, bei dem die Trainingsserie vor Erreichen der letztmöglichen Wiederholung abgebrochen wird, ist effektiv.

(5) Regelmäßig atmen – keine Pressatmung.

(6) Kontrollierte richtige Bewegungsausführung.

(7) In einem effektiven umfassenden Bauchmuskeltraining werden sowohl Übungen mit optimaler Komplexwirkung für die gesamte Bauchmuskulatur (wie z. B. Heben der gestreckten Beine im Hang / Stütz) als auch hoch effektive Übungen zur gezielten Aktivierung einzelner Bauchmuskeln durchgeführt (z. B. Rumpfseitheben).

(8) Für eine schlanke Taille, einen flachen Bauch oder einen Waschbrettbauch reicht Bauchmuskeltraining allein nicht aus – auch die Ernährung und der Gesamtkalorienverbrauch z. B. durch zusätzliches Ausdauertraining müssen stimmen.

(9) Sowohl Bauch- als auch Rückentraining sind zur Vorbeugung von Rückenbeschwerden sinnvoll.

(10) Lachen ist das beste Bauchmuskeltraining!

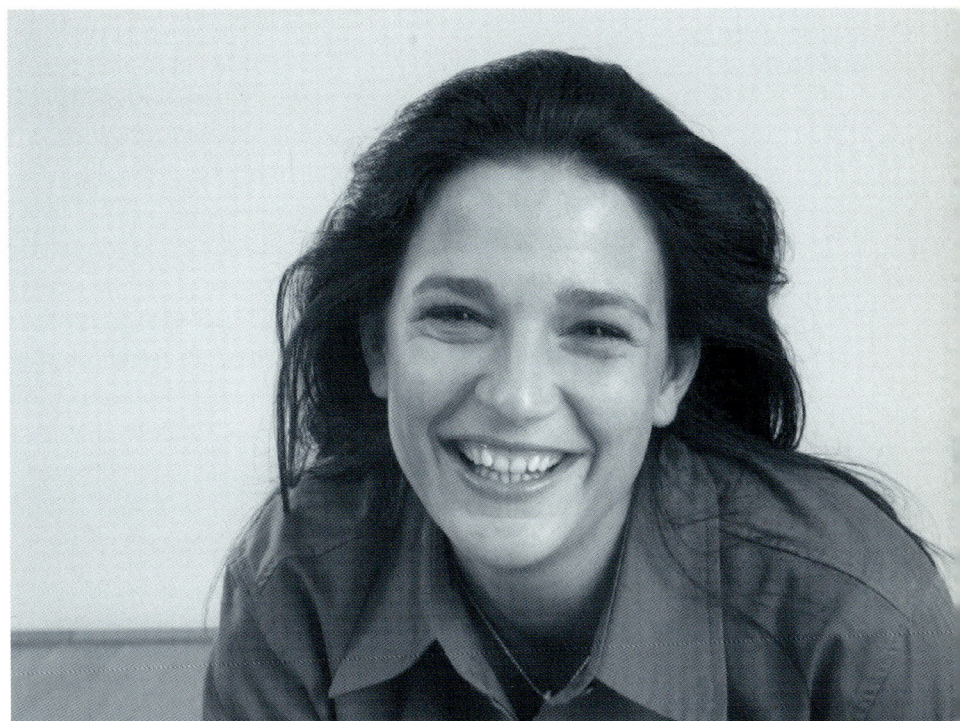

Das Training ohne Risiko

Ein falsch durchgeführtes Bauchmuskeltraining zieht nicht nur geringeren Trainingserfolg nach sich, sondern beinhaltet auch Gefahrenmo-
mente, die durch eine richtige Übungsauswahl und Übungsdurchführung vermieden werden können.

Beugen Sie Hals- und Nackenbeschwerden vor

Bei allen Varianten der Übung Crunch (s. S. 90 ff) können durch das Anheben des Kopfes aus der Rückenlage Nackenbeschwerden auftreten, bevor die Bauchmuskulatur überhaupt angemessen belastet ist. Dies kann verschiedene Ursachen haben, z. B. eine falsche Technik (der Kopf wird sehr weit nach vorne gezogen, um den Aufrollvorgang zu unterstützen) oder eine zu schwache Halsmuskulatur, die den Kopf nicht in der richtigen Position stabilisieren kann. Oft sind die Nackenmuskeln aber auch nur verspannt und gereizt. Auch Muskelkater in der vorderen Halsmuskulatur kann bei Anfängern an den Tagen nach dem Crunch-Training spürbar werden. Folgende Hinweise tragen dazu bei, diese Beschwerden zu lindern oder zu vermeiden:

Die richtige Bewegungsausführung

1. Richten Sie den Blick bei der Übungsdurchführung schräg nach oben und nicht direkt nach vorne oder nach hinten; heben Sie bewusst die Brust an und halten Sie den Kopf in Verlängerung der Wirbelsäule.
2. Verschränken Sie die Hände nicht im Nacken, weil der Zug an der Halswirbelsäule ungünstig ist. Drücken Sie bei der Bewegungsausführung die Ellbogen nach hinten, wodurch das Ziehen am Hinterkopf unmöglich wird, oder berühren Sie mit den Fingerspitzen nur die Schläfen.
3. Vermeiden Sie Schwung- und Ausweichbewegungen.

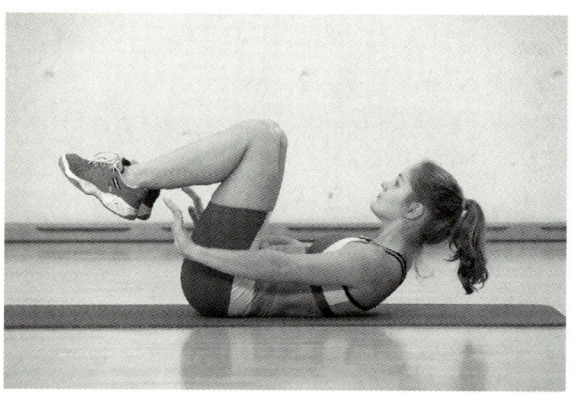

Unterstützung des Kopfes

1. Legen Sie eine Faust zwischen Brustbein und Kinn, um ein maximales Nach-vorne-Beugen des Kopfes unmöglich zu machen.

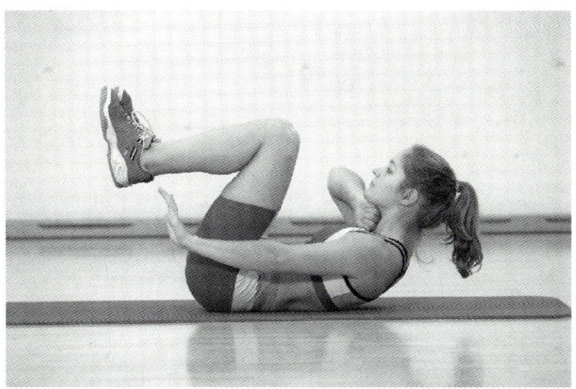

2. Stützen Sie das Gewicht des Kopfes mit den Händen ab. Lassen Sie den Kopf schwer in die Hände fallen, wobei die Ellbogen nach außen zeigen.
3. Drücken Sie den Hinterkopf leicht gegen die Hand.

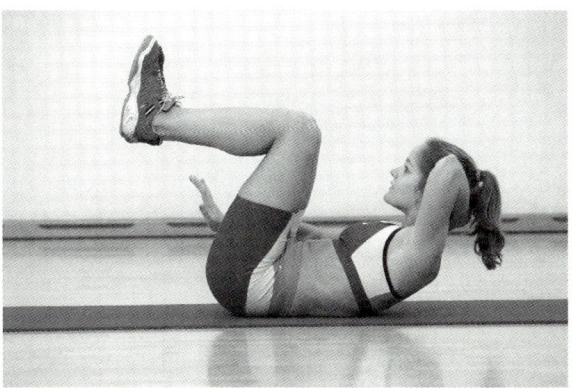

4. Legen Sie den Kopf auf einem zwischen den Händen gespannten Handtuch ab.

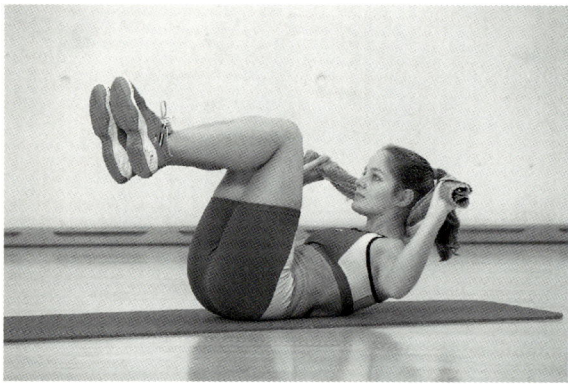

5. Legen Sie den Kopf entspannt auf einem Unterarm oder zwischen die lang nach hinten gestreckten Arme ab.

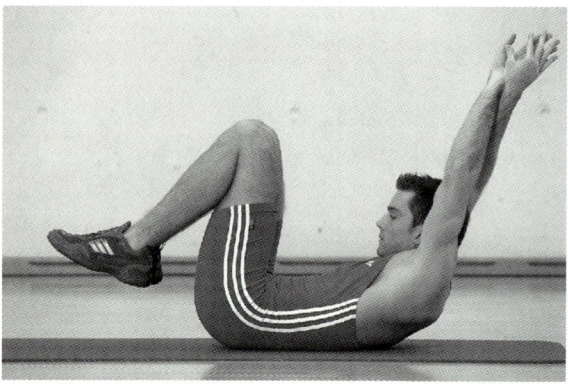

Ergänzende Kräftigung der hinteren und seitlichen Halsmuskulatur

1. Sie können die hinteren und die seitlichen Nackenmuskeln vor dem Bauchmuskeltraining durch Druck des Kopfes gegen die Hand kräftigen; die Ausführung können Sie im Spiegel kontrollieren.
2. Die Halsmuskulatur wird dabei so angespannt, dass der Kopf in der

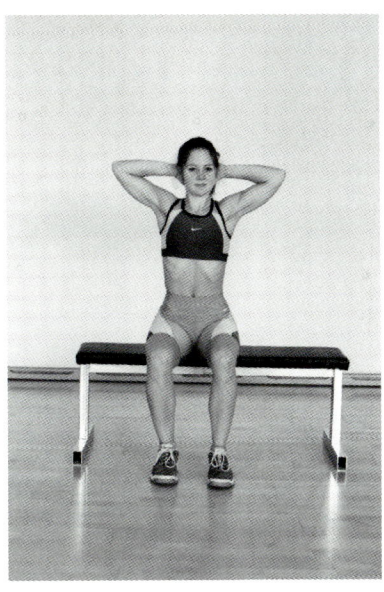 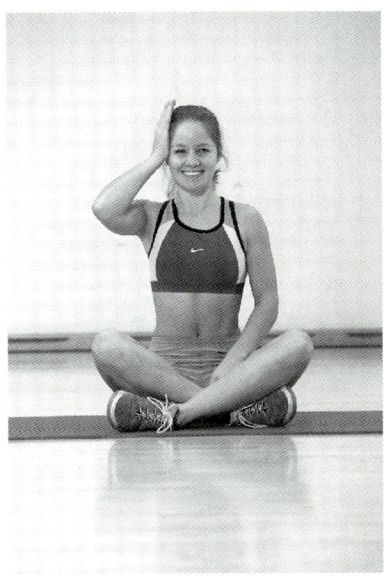

Verlängerung der Wirbelsäule bleibt (statische Kräftigung ohne Bewegung).

Übungen ohne Belastung der Hals-Nacken-Muskulatur

Beschwerden im Hals- und Nackenbereich können zudem durch weitere Trainingsalternativen vermieden werden.

1. Ein Training mit Aufrichten und/oder Anheben des Beckens und abgelegtem Kopf

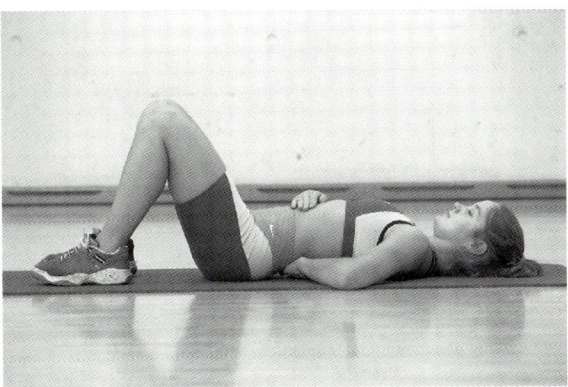

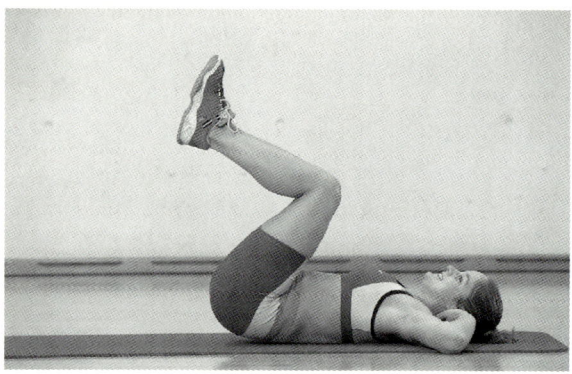

2. Ein Training in anderen Ausgangsstellungen (z. B. Beinheben im Hang oder der Bodendrücker)

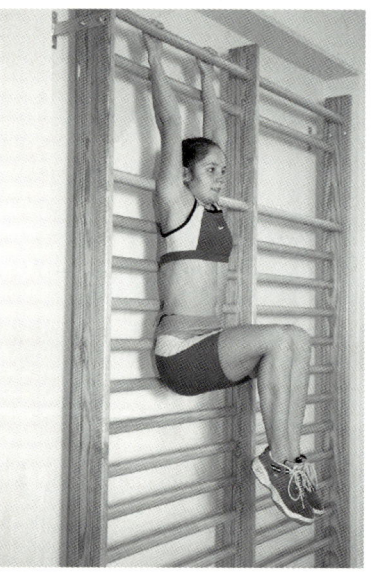 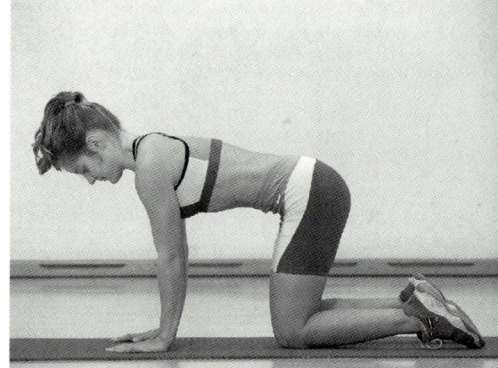

Vermeiden Sie Rückenschmerzen

Bei Problemen im unteren Rücken während der Durchführung von Varianten der Übung Crunch (s. S. 90 ff) trotz funktioneller Bewegungsausführung bieten sich aus Praxiserfahrungen folgende Hilfen an:

1. Dehnen Sie die untere Rückenmuskulatur vor dem Bauchmuskeltraining.

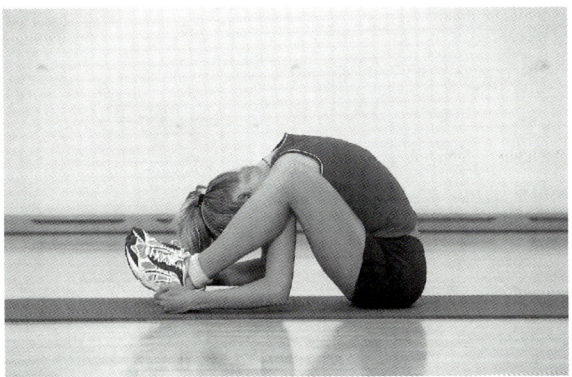

2. Wählen Sie einen sehr kleinen Hüftgelenkswinkel in den Ausgangsstellungen mit angezogenen Beinen (deutlich kleiner als 80–90°).

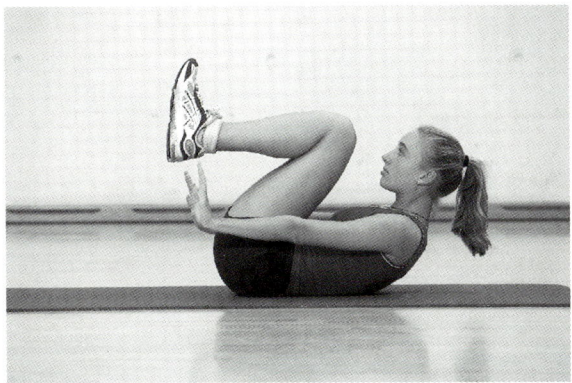

3. Drücken Sie in der Ausgangsstellung mit angestellten Füßen die Fersen in den Boden. Vorher wird das Becken durch Anspannen der Bauch- und Gesäßmuskulatur aufgerichtet.

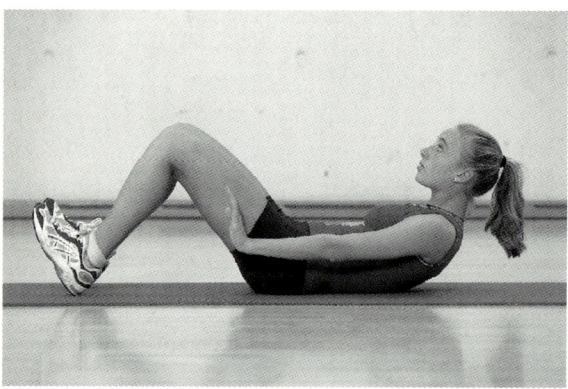

4. Wählen Sie Übungen mit Ausgangsstellungen, bei denen der untere Rücken nicht mit Krafteinsatz gerundet (kyphosiert) werden muss, z. B. den Bodendrücker in der Bankstellung.

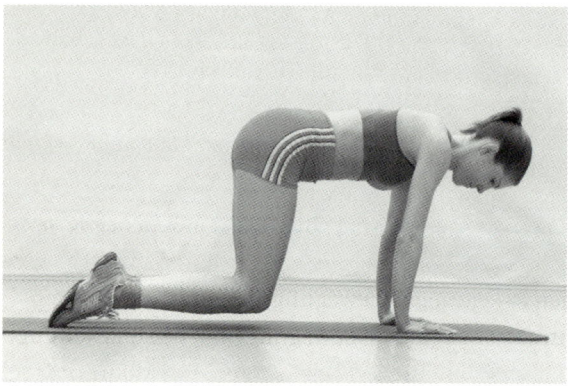

Auf die Atmung kommt es an

Die meisten Übungen des Bauchmuskeltrainings sind Halteübungen oder enthalten zumindest große statische Anteile (Halteanteile), weil die

Bewegungsamplitude relativ klein ist. Dabei ist es besonders wichtig, dass Sie während der Anspannung ausatmen, weil diese Übungen zur Pressatmung verleiten, die Sie unbedingt vermeiden sollten.

Pressatmung vermeiden

Pressatmung führt zu einem Druckanstieg vor allem im Brustkorb durch unwillkürlich oder willkürlich behinderte Ausatmung gegen die verschlossene Stimmritze (Glottis). Kennzeichen der Pressatmung sind die fehlende Atmung und häufig ein roter Kopf. Dabei wird quasi versucht, gegen den geschlossenen Mund bzw. die verschlossene Stimmritze auszuatmen. Bei der Pressatmung steigt der Druck im Brust- und Bauchraum stark an, sodass der Rückfluss des Blutes aus dem Kopf-, Arm- und Beinbereich zum Herzen nicht mehr ausreichend gewährleistet ist. Dadurch wird die Durchblutung des Herzmuskels selbst sowie die Menge an Blut, die vom Herzen zur Versorgung des Körpers pro Zeit ausgepumpt wird, deutlich reduziert. Das so genannte Herzzeitvolumen kann maximal um fast die Hälfte abnehmen (Hollmann/Hettinger 2000). Im Extremfall kommt es zu einer mangelhaften Sauerstoffversorgung des Gehirns oder des Herzmuskels, was bei Älteren oder Personen mit degenerativen Herz-Kreislauf-Veränderungen zu einer gesundheitlichen Gefährdung führen kann. Zudem steigt der Blutdruck stark an. Folgende Hinweise sollten Sie beachten:

- **Bei statischen Belastungen (Haltearbeit) wird Pressatmung oft eingesetzt, obwohl dies aufgrund der gewählten Belastungsintensität gar nicht notwendig wäre.** Möglicherweise wird die Atemführung hier durch die fehlende Bewegung erschwert – bei dynamischen Belastungen (Bewegungsarbeit) ist sie dagegen leichter. Endkontraktionen (kleine Bewegungen in der Endstellung) können eine flache Atmung unterstützen. Wenn eine Übung mit einer isometrischen Haltephase oder mehreren Endkontraktionen ausgeführt wird, können Sie eine flache «hechelnde» Ausatmung durchführen, um die Pressatmung zu vermeiden.
- Aufgrund fehlender Kenntnisse über eine korrekte Atmung und mangelnder Übungserfahrung neigen viele Trainierende zur Pressatmung, unabhängig von der Belastungsintensität.

- **Bei Maximalkraftbelastungen ist die Pressatmung unvermeidbar.** Dies gilt z. B. auch für Maximalkrafttests.
- **Der Trainierende neigt auch bei niedrigeren und mittleren Belastungsintensitäten zunehmend zur Pressatmung, wenn er sich den letzten Wiederholungen einer Serie nähert.** Die Belastung trifft am Ende der Trainingsserie auf einen vorermüdeten Muskel, sodass die letzten Wiederholungen letztlich auch maximale Belastungen darstellen.
- **Pressatmung sollte auch unabhängig vom Krafttraining vermieden werden.** Dies gilt z. B. für das Tragen schwerer Lasten und beim Stuhlgang.

Den Beckenboden nicht überlasten

Pressatmung kann auch zu einer negativen Belastung der Beckenbodenmuskulatur führen. Dabei erhöht sich der Druck der inneren Bauchorgane auf die Beckenbodenmuskulatur, und es besteht Gefahr, dass diese «ausleiert». Der Beckenboden der Frau ist der Ort des geringsten Widerstandes bei der Druckerhöhung im Bauchraum. Insbesondere Frauen sollten daher bei der Kontraktion der Bauchmuskeln ausatmen, um den Beckenboden bei der Übungsausführung zu entlasten. Bei der Ausatmung entsteht eine positive, entlastende Sogwirkung auf den Beckenboden, beim Einatmen wird der Druck dagegen erhöht. Die Ursache der häufig auftretenden Inkontinenz (Blasenschwäche) liegt vor allem in einer erschlafften Beckenbodenmuskulatur.

Das Pro und Kontra «unfunktioneller» Übungen

In vielen herkömmlichen Übungen zur Kräftigung der Bauchmuskulatur, wie Sit-ups mit fixierten Beinen, wird neben der beabsichtigten Wirkung einer Kräftigung der Bauchmuskulatur auch eine starke Aktivierung der Hüftbeugemuskulatur (vor allem M. iliopsoas und M. rectus femoris) erzielt. Da dies in manchen Fällen, wie z. B. bei Beschwerden im unteren Rücken, aufgrund eines sehr stark ausgeprägten Hohlkreuzes zur Verstärkung der Rückenbeschwerden führt, werden diese Übungen oftmals pauschal als «unfunktionell» oder schädlich beurteilt.

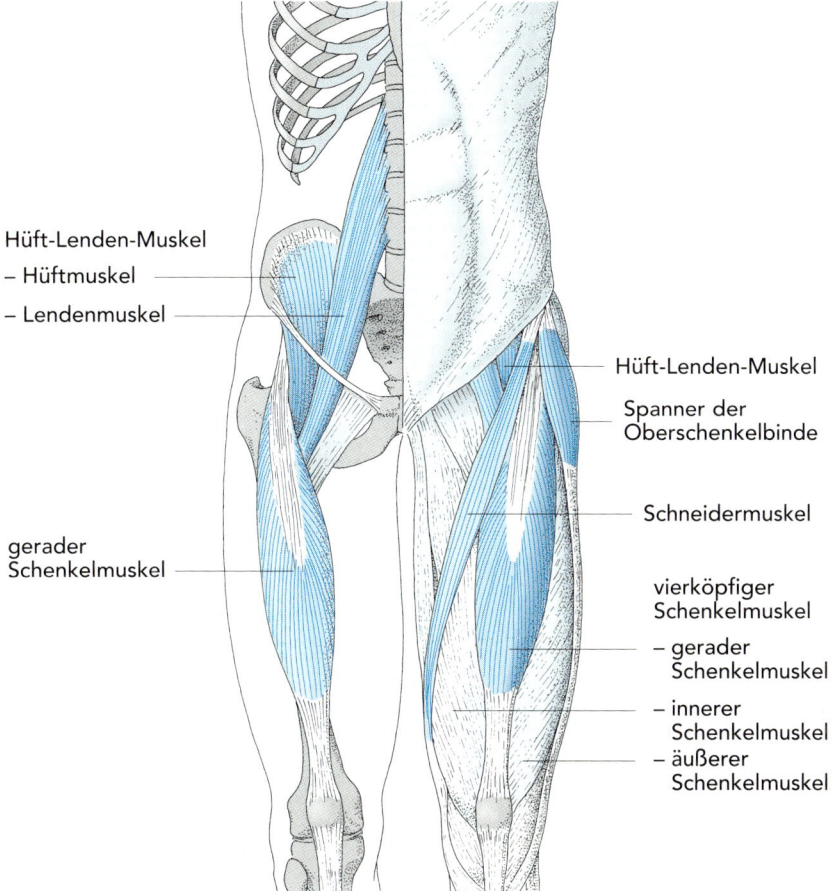

Hüft-Lenden-Muskel
– Hüftmuskel
– Lendenmuskel

gerader
Schenkelmuskel

Hüft-Lenden-Muskel

Spanner der
Oberschenkelbinde

Schneidermuskel

vierköpfiger
Schenkelmuskel

– gerader
  Schenkelmuskel

– innerer
  Schenkelmuskel
– äußerer
  Schenkelmuskel

Der Lendendarmbeinmuskel (M. iliopsoas) hat als stärkster Hüftbeuger seinen Ursprung am unteren Teil der Wirbelsäule (12. Brustwir-
bel und 1.–4. Lendenwirbel) und an der Innenseite des Darmbeins;
seine Verkürzung kann die Beckenkippung und somit ein Hohlkreuz
(übermäßige Lendenlordose) fördern. Der gerade Schenkelmuskel
(M. rectus femoris) ist der einzige zweigelenkige Anteil des vierköpfi-
gen Oberschenkelmuskels (M. quadriceps femoris). Da sein Ursprung
an der Beckenvorderseite liegt (vorderer unterer Darmbeinstachel)
kippt er das Becken und verstärkt dadurch ebenfalls die Hohlkreuzbildung.

Die bösen Hüftbeuger

Der Einsatz von Bauchmuskelübungen, bei denen gleichzeitig die Hüftbeuger stark aktiviert werden, ist aus verschiedenen Gründen problematisch. Einerseits ermüdet die Bauchmuskulatur häufig rascher als die Hüftbeugemuskulatur. Dadurch kann es im Übungsverlauf zu Ausweichmustern mit einer Verstärkung der Lordose im Lendenwirbelsäulenbereich und einer starken Beanspruchung (ggf. Überbeanspruchung) der passiven Strukturen der Lendenwirbelsäule, wie z. B. Bandscheibenraum, Bänder und Wirbelbogengelenke, kommen. Andererseits sind die Hüftbeuger ohnehin z. B. durch längeres Sitzen häufig verkürzt. Ein verstärktes Hohlkreuz (Hyperlordose in der Lendenwirbelsäule), wie es bei vielen Menschen anzutreffen ist, geht zudem oftmals mit einer Verkürzung der Hüftbeuger einher. Personen mit einer verstärkten Lendenlordose würden durch ein Bauchmuskeltraining mit Beteiligung der Hüftbeuger möglicherweise den Zug in das Hohlkreuz noch verstärken. Hier wäre in der Regel eher ein Dehntraining bzw. ein Krafttraining des Gegenspielers (großer Gesäßmuskel) zu empfehlen.

Dehnübungen für die Hüftbeuger
Lendendarmbeinmuskel (M. iliopsoas)
■ Gehen Sie in den Riesenausfallschritt und beugen Sie den Oberkörper nach vorne, so weit es geht.

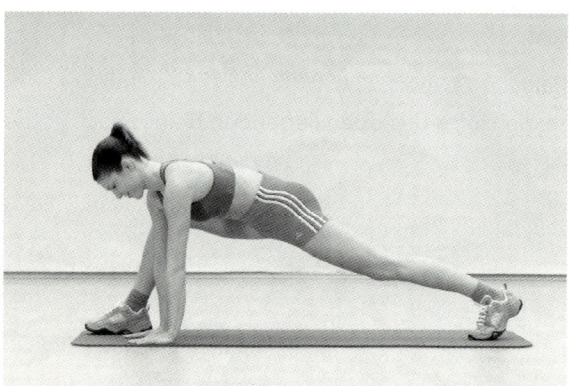

- Schieben Sie jetzt die Hüfte des hinteren Beines Richtung Boden und versuchen Sie gleichzeitig, das Knie des hinteren Beines zu strecken, bis eine Dehnung im Hüftbereich spürbar wird.
- Halten Sie die Dehnspannung ca. 20 Sekunden und verstärken Sie dann die Dehnung noch etwas weiter und halten Sie die neue Position nochmals 20 Sekunden.
- **Merke:** Der häufig zur Dehnung der Hüftbeuger verwendete Ausfallschritt mit aufrechtem Oberkörper führt – wie eigene Untersuchungen nachgewiesen haben – zu keiner (!) verbesserten Dehnfähigkeit des M. iliopsoas (Boeckh-Behrens/Buskies 2002).

Zweigelenkiger gerader Schenkelmuskel (M. rectus femoris)

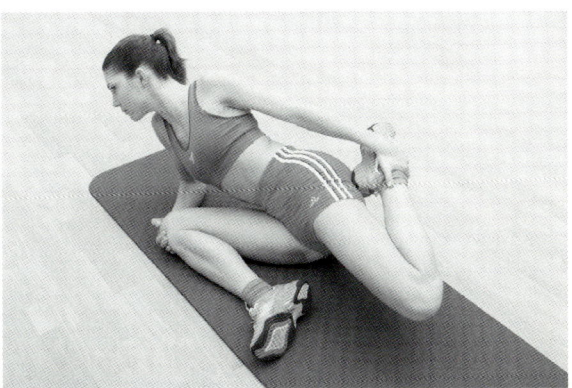

- Ziehen Sie in der Seitlage das untere Bein maximal unter den Körper.
- Greifen Sie das oben liegende Bein oberhalb des Fußgelenks und fixieren Sie die Ferse am Gesäß.
- Nun schieben Sie die Hüfte des oben liegenden Beines nach vorne und ziehen den Oberschenkel zurück, bis eine Dehnung in der Hüfte und Oberschenkelvorderseite spürbar wird.
- Halten Sie die Dehnspannung ca. 20 Sekunden, verstärken Sie dann die Dehnung noch etwas weiter und halten Sie die neue Position nochmals 20 Sekunden.

Die guten Hüftbeuger

Die Hüftbeugemuskeln sind wichtige Muskeln, deren volle Funktions-
tüchtigkeit im Alltagsleben, z. B. beim Gehen oder Treppensteigen, im
Sport z. B. beim Laufen, notwendig ist. Falls die Gegenspieler der Hüftbeuger, die Hüftgelenksstrecker (der große Gesäßmuskel und die Muskeln der Oberschenkelrückseite) sowie die Bauchmuskulatur ausgewo-
gen gekräftigt und die Hüftbeuger nicht verkürzt sind, ist ein Training
der Hüftbeuger durchaus akzeptabel und empfehlenswert. Gleiches gilt
für die Menschen, bei denen die Kraft der Hüftbeuger sehr schwach entwickelt oder die physiologische Schwingung (normales Hohlkreuz) zu
gering ausgeprägt ist und somit keine angemessene Wirbelsäulen-
schwingung in der Lendenwirbelsäule gegeben ist (z. B. bei Totalrun-
drücken oder auch Flachrücken). Also können auch durch ein Training
der Hüftbeuger Rückenschmerzen vermieden oder verringert werden.
Auch im Sport sind ohne starke Hüftbeuger in zahlreichen Disziplinen
keine guten Leistungen möglich (z. B. Turnen, Sprint usw.).

Die Aktivierung der Hüftbeuger ist nur dann negativ, wenn die Lendenwirbelsäule verstärkt ins Hohlkreuz (Hyperlordose) gezogen wird. Solange eine starke Bauch- und Gesäßmuskulatur dem Zug der Hüftbeuger
erfolgreich widersteht und das Becken nach vorne aufgerichtet bleibt, ist
gegen den Einsatz der Hüftbeuger nichts einzuwenden, zumal bei den so
genannten unfunktionellen Übungen die Bauchmuskulatur häufig sehr
stark aktiviert wird, weil sie die Beckenposition durch intensive Haltearbeit gegen den Zug der Hüftbeuger stabilisiert (vgl. «Die Top 30 der
Bauchmuskelübungen», S. 81). Die Fixierung des Beckens macht eine optimale Kraftentwicklung der Hüftbeuger, die am Becken ihren Ursprung
haben, erst möglich. Eine Übung mit Einsatz der Hüftbeuger ist also so
lange korrekt und empfehlenswert, wie die Kraft der Bauchmuskeln ausreicht, um das Becken aufzurichten und eine Lordose der Lendenwirbelsäule zu vermeiden. Erst wenn die Bauchmuskulatur nicht mehr in der
Lage ist, erfolgreich dagegenzuhalten, wird die Übung problematisch
und gesundheitlich bedenklich. In diesem Fall sollte die Intensität reduziert oder die Übung durch eine andere ohne Einsatz der Hüftbeuger ersetzt werden. *Die Bezeichnung «unfunktionell» für Bauchmuskelübungen mit
Einsatz der Hüftbeuger ist also zielgruppenspezifisch zu sehen.*

Für wen sind Bauchmuskelübungen mit Einsatz der Hüftbeuger geeignet?

Beispiel: Übung «Beine heben im Hang»

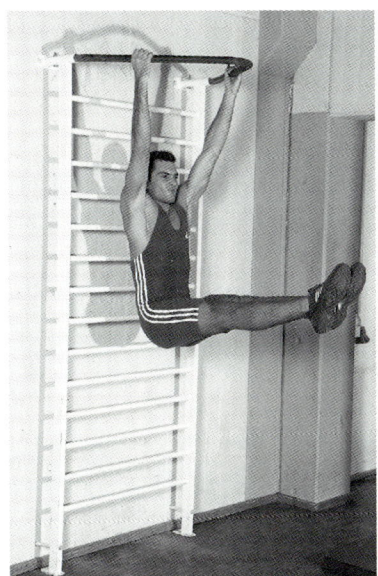

Nicht empfehlenswert für Personen ...

- mit Schmerzen im unteren Rücken aufgrund eines ausgeprägten Hohlkreuzes
- mit schwacher Bauchmuskulatur, die eine technisch korrekte Ausführung unmöglich macht
- bei denen während oder nach der Übungsausführung Schmerzen auftreten

Empfehlenswert für Personen ...

- mit ausgewogener Hüftbeuge-, Hüftstreck- und Bauchmuskulatur
- mit gewohnheitsmäßig aufgerichtetem Becken
- mit starker Bauchmuskulatur
- die sportartspezifisch trainieren (z. B. bei Turnern)

Testen Sie Ihre Bauchmuskulatur

Mit dem folgenden einfachen Test (modifiziert nach Kendall/Kendall/McCreary 1988) können Sie die Kraft Ihrer Bauchmuskeln selbst bewerten und herausfinden, ob Übungen mit Beteiligung der Hüftbeuger für Sie geeignet sind.

Bauchmuskeltest

1. So führen Sie den Test durch

Legen Sie sich flach auf den Rücken. Ein Partner schiebt eine Hand unter den unteren Rücken. Heben Sie die gestreckten Beine aus der Rückenlage nach oben an, bis der Winkel in der Endstellung im Hüftgelenk 90° beträgt. Halten Sie die Beine in dieser Position. Der untere Rücken (die Lendenwirbelsäule) liegt in dieser Position flach am Boden auf, das Becken ist aufgerichtet. Der Partner kann dabei die Hand mit leichtem Zug nicht unter dem unteren Rücken wegziehen.

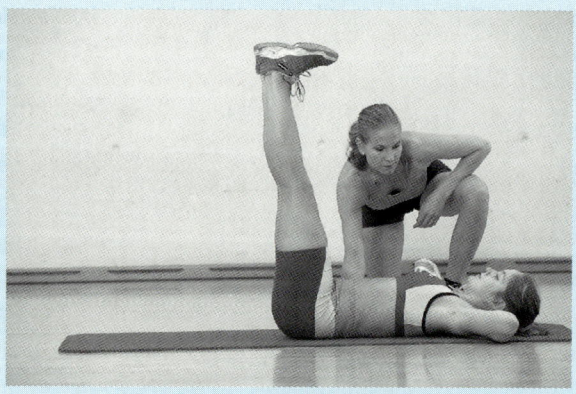

Senken Sie jetzt die gestreckten Beine langsam in Richtung Boden ab. Dadurch verlängert sich der Hebelarm, und die Hüftbeuger müssen immer mehr Kraft aufwenden, um die Beine in der jeweiligen Position zu halten. Der Zug auf die Lendenwirbelsäule und die Tendenz des Beckens zu kippen nehmen gleichfalls zu.

Eine kräftige Bauchmuskulatur sollte in der Lage sein, der Beckenkippung und einer deutlichen Hohlkreuzbildung so lange kompen-
satorisch entgegenzuwirken, bis die Fersen fast den Boden
berühren.
Der Partner übt mit der Hand unter dem Rücken ständig einen
leichten Zug aus.

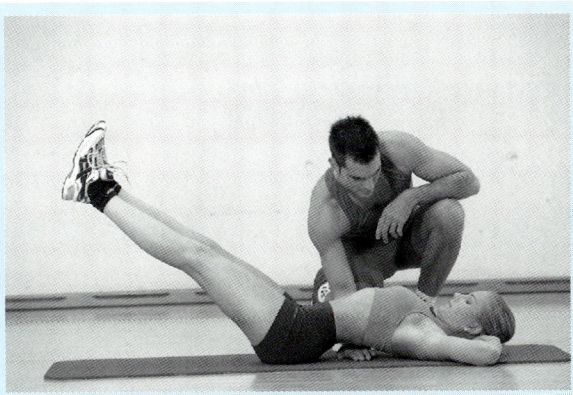

2. So bewerten Sie das Testergebnis

Ist die Bauchmuskulatur nicht kräftig genug, so lässt sich das
während des Tests sehr leicht daran erkennen, dass sich der untere
Rücken vom Boden abhebt und der Partner die Hand dadurch
leicht unter dem Rücken wegziehen kann.

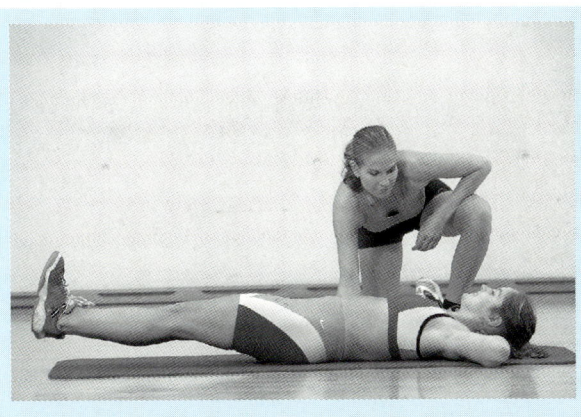

Je frühzeitiger sich der untere Rücken vom Boden abhebt, desto geringer ist die Bauchmuskelkraft. Die Bauchmuskulatur verfügt über gute Kraftfähigkeiten, wenn der untere Rücken während der gesamten Bewegungsphase bis zum Ablegen der Fersen vollen Kontakt zum Boden hat.

Anatomie

So funktioniert die Bauchmuskulatur

Die Bauchmuskeln im Überblick

Die Bauchmuskulatur bedeckt die Fläche zwischen dem Brustkorb und dem oberen Beckenrand sowie die Körperseiten bis zur Lendenwirbelsäule. Sie besteht aus *geraden, schrägen, queren* und *seitlichen Bauchmuskeln.* Sichtbar sind vor allem der an der Oberfläche liegende gerade Bauchmuskel sowie die äußeren schrägen Bauchmuskeln, während die tiefer liegenden inneren schrägen, queren und seitlichen Muskeln überwiegend verdeckt sind.

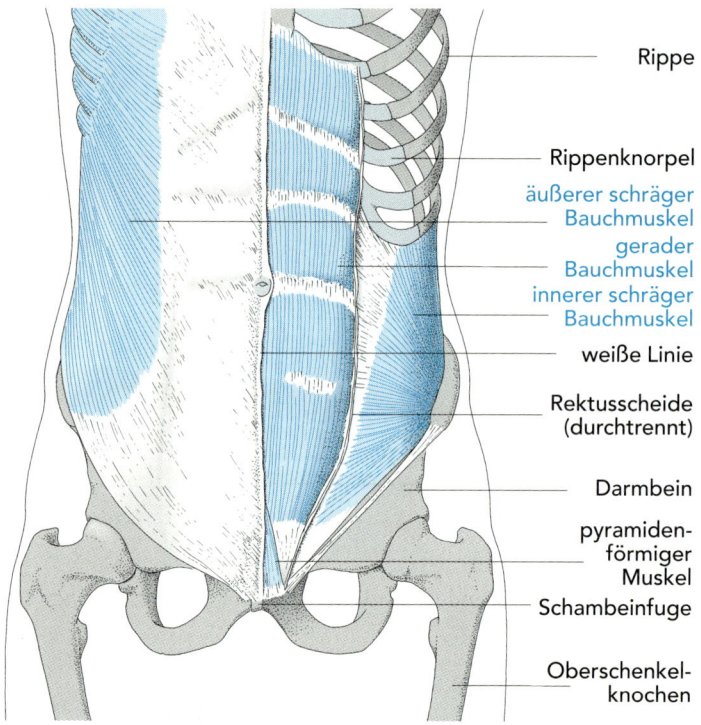

Rippe

Rippenknorpel

äußerer schräger Bauchmuskel

gerader Bauchmuskel

innerer schräger Bauchmuskel

weiße Linie

Rektusscheide (durchtrennt)

Darmbein

pyramidenförmiger Muskel

Schambeinfuge

Oberschenkelknochen

| Äußere Schicht der Bauchmuskulatur | Mittlere Schicht der Bauchmuskulatur (ohne äußeren schrägen Bauchmuskel) |

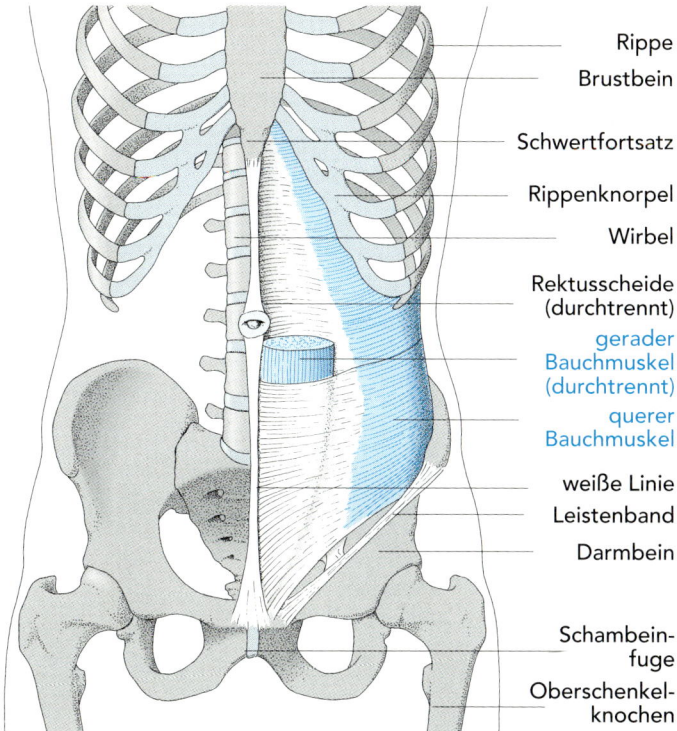

Rippe
Brustbein

Schwertfortsatz

Rippenknorpel

Wirbel

Rektusscheide
(durchtrennt)

gerader
Bauchmuskel
(durchtrennt)

querer
Bauchmuskel

weiße Linie
Leistenband
Darmbein

Schambein-
fuge
Oberschenkel-
knochen

Tiefe Schicht der Bauchmuskulatur (ohne
äußeren und inneren schrägen Bauchmuskel)

Das Training der Bauchmuskulatur ist aus gesundheitlichen, sportlichen und ästhetischen Gesichtspunkten besonders wichtig. Die Bauchmuskeln schützen die inneren Organe und bilden mit ihren Gegenspie-
lern, den Rückenmuskeln, das muskuläre Korsett des Rumpfes. Sie
stabilisieren und entlasten die Wirbelsäule beim Heben, Stehen, Sitzen
und haben entscheidenden Einfluss auf die Körperhaltung. Ist die
Bauchmuskulatur schwach, folgen daraus häufig Probleme im Rücken,
da die Bauchmuskeln helfen, die Wirbelsäule im Lot zu halten. Bei fehlender Grundspannung in der Bauchmuskulatur kippt das Becken zu
stark nach vorn, was sich vor allem auf die Lendenwirbelsäule auswirkt
(verstärktes Hohlkreuz mit erhöhter Bandscheibenbelastung). Eine gut
trainierte Bauchmuskulatur sorgt also für eine gute Körperhaltung. Da-

bei darf allerdings die Rückenmuskulatur nicht vergessen werden: Ein optimaler Zustand ergibt sich, wenn sowohl Bauch- als auch Rückenmuskeln im richtigen Verhältnis zueinander gekräftigt werden und ein ausbalanciertes «Rumpfmuskelkorsett» entsteht. Aufgrund ihrer überragenden Bedeutung für die Becken- und Wirbelsäulenstatik ist ein Training der Bauchmuskulatur nicht nur gesundheitlich wünschenswert, sondern auch für die Leistungsfähigkeit in nahezu allen Sportarten eine unverzichtbare Voraussetzung.

Die Bauchmuskeln sind darüber hinaus für das äußere Erscheinungsbild des Menschen von Bedeutung, da sie die Taillenbildung unterstützen, einen flachen Bauch und die gewünschte «Waschbrettoptik» erzeugen können. Die langen Stränge des geraden Bauchmuskels (M. rectus abdominis) unterteilen sich durch Zwischensehnen in der Regel in vier, manchmal auch in fünf Abschnitte, die das Relief des Waschbrettbauchs bilden («Six-pack»).

Der Waschbrettbauch

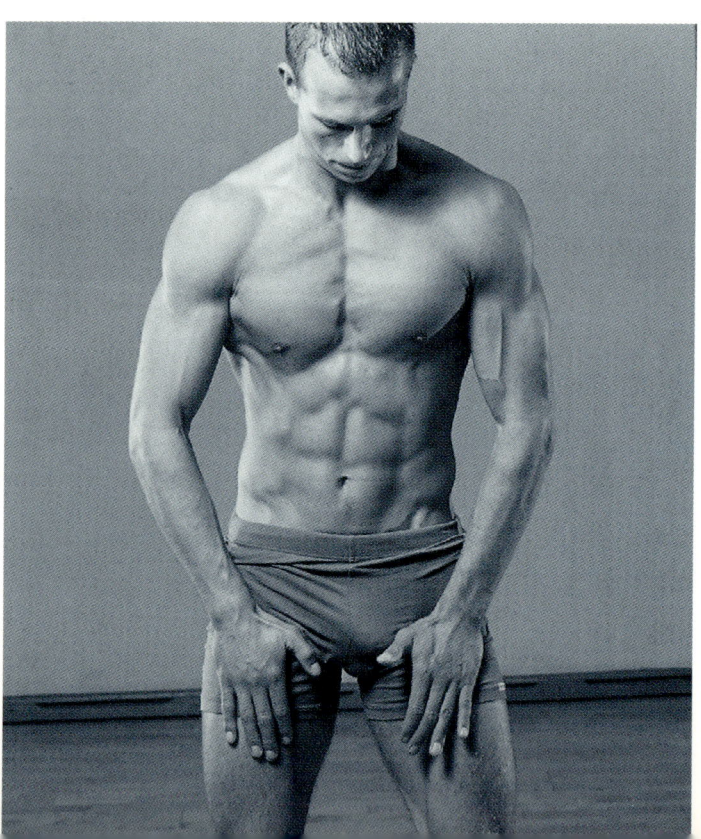

Die Aufgaben der Bauchmuskulatur

Die Bauchmuskulatur besitzt folgende Hauptaufgaben (in Klammern sind die Seiten mit der exakten Übungsbeschreibung angegeben):

Einrollen des Rumpfes bzw. Anheben des Rumpfes aus der Rückenlage

Beispiel: Gerader Crunch (s. S. 90 ff)

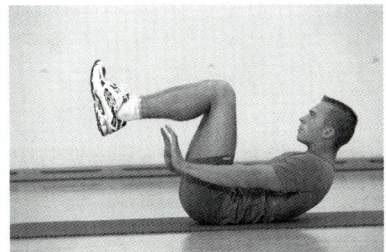 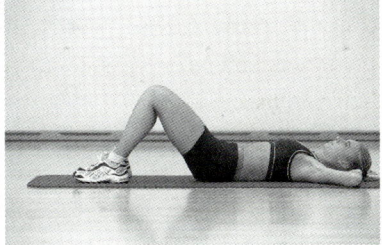

Aufrichten des Beckens und Aufheben der Lendenlordose

Beispiel: Liegen (s. S. 98)

Stabilisierung des Beckens

Beispiel: Beineheben im Hang (s. S. 132)

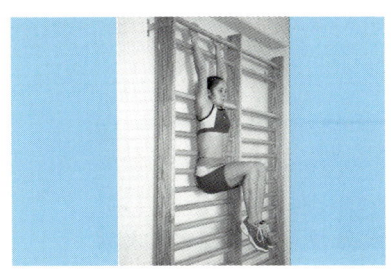 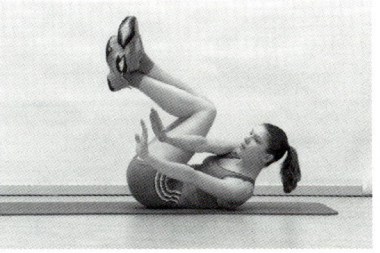

Drehung des Rumpfes (Rotation)

Beispiel: Twisted Crunch (s. S. 110)

Seitbeugen des Rumpfes
Beispiel: Seitheben (s. S. 172ff)

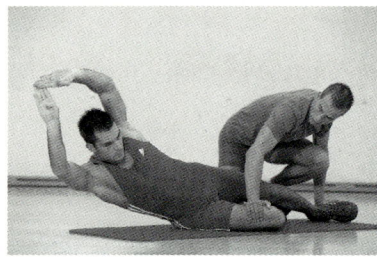 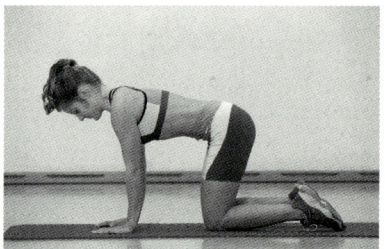

Bauchpresse
Beispiel: Bodendrücker (s. S. 146)

Die geraden, schrägen und queren Bauchmuskeln wirken als funktionelle Einheit. Ein einzelner Muskel kann hier nicht «isoliert» angesprochen werden, ohne dass die anderen effektiv mittrainiert werden. Fast alle Bauchmuskelübungen haben deshalb Komplexwirkung für die gesamte Bauchmuskulatur. Je nach Übung können sich allerdings einige Unterschiede in der Höhe der Muskelspannung für die einzelnen Anteile ergeben, sodass beim Training durchaus Akzente gesetzt werden können. So wird das *Einrollen* z. B. bei der Übung Crunch, das *Aufrichten* bzw. die *Stabilisierung des Beckens* im Wesentlichen durch die gerade Bauchmuskulatur bewirkt, wobei die schrägen Bauchmuskeln maßgeblich unterstützend in Aktion treten. Umgekehrt werden die geraden Bauchmuskeln auch bei allen gedrehten Bauchmuskelübungen intensiv mittrainiert. So muss z. B. bei der Übung *Twisted (gedrehter) Crunch* der Rumpf zusätzlich zur Drehung auch angehoben werden. Bei der Drehung des Rumpfes kontrahiert der innere schräge Bauchmuskel der gleichen Seite gemeinsam mit dem äußeren schrägen Bauchmuskel der Gegenseite.

Die queren Bauchmuskeln sind vor allem im Sinne einer *Bauchpresse* aktiv. Dies gilt vor allem auch für statische Kräftigungsübungen (Halteübungen, z. B. Bodendrücker-Übungen), bei denen die Muskulatur angespannt wird, ohne dass der Rumpf dabei bewegt wird. Gemeinsam mit den geraden und schrägen Bauchmuskeln versetzen sie die Bauchdecke unter hohe Spannung. Den queren Bauchmuskeln wird durch das horizontal laufende Verspannungssystem eine besondere Bedeutung für die Taillenbildung zugesprochen.

Beim *Seitbeugen* und *Seitheben* des Körpers (z. B. Rumpf-Seitheben) sind in erster Linie die seitlichen Bauchmuskeln, unterstützt von den inneren und äußeren schrägen Bauchmuskeln der gleichen Seite, aktiv.

Die Bauchpresse als Rückenschutz

Hohe Belastungen toleriert der Rücken nur mit Hilfe der Bauchmuskeln. Bei starker Anspannung wird im Bauchraum ein hoher Druck erzeugt, der zur Stabilisierung des gesamten Rumpfes und der Wirbelsäule beiträgt. Deshalb spannt z. B. ein Gewichtheber seine Bauchmuskulatur bewusst an, bevor er ein Gewicht anhebt. Nur durch diesen Gegendruck kann die Wirbelsäule die hohen Belastungen unbeschadet überstehen. Ähnlich sieht es aus, wenn Sie einen schweren Gegenstand aus dem Kofferraum Ihres Autos heben. Das Anspannen der Bauchmuskeln ist ein wirkungsvoller Schutz vor akuter Wirbelsäulenüberbelastung. Allerdings sollte die Bauchpresse nur kurzzeitig eingesetzt werden, da es dabei leicht zur Pressatmung mit hohen Blutdruckanstiegen in der Anspannungsphase kommen kann. Deshalb muss auch beim Bauchmuskeltraining immer normal weitergeatmet werden.

Top-30-Ranglisten

So finden Sie die besten Übungen

Die Ermittlung der besten Übungen

So viele Experten Sie über das beste Bauchmuskeltraining befragen, so viele verschiedene Meinungen werden Sie dazu erhalten. Doch nun ist Schluss mit den Spekulationen über die effektivsten Übungen und die wirksamste Ausführung. Mit Hilfe elektromyographischer Messungen haben wir die Übungen objektiv miteinander verglichen und nach den Ergebnissen die Hit-Liste der effektivsten Übungen ermittelt.

Aus der Wissenschaft für die Praxis

Die Intensität der Muskelaktivierung wurde mit Hilfe von EMG-Messungen ermittelt.

- **EMG:** Elektro- (elektrische Aktivität) myo- (myos = griech. «Muskel») graphie (Aufzeichnung)

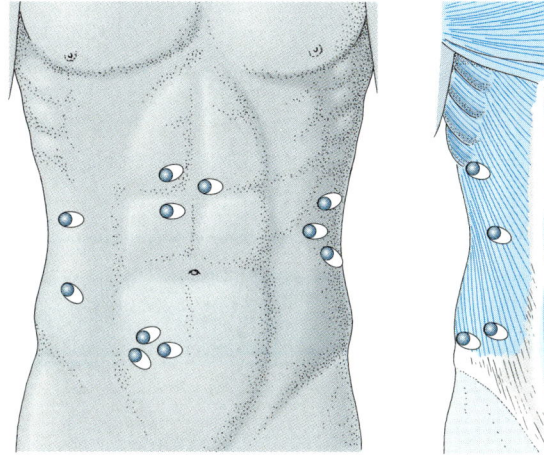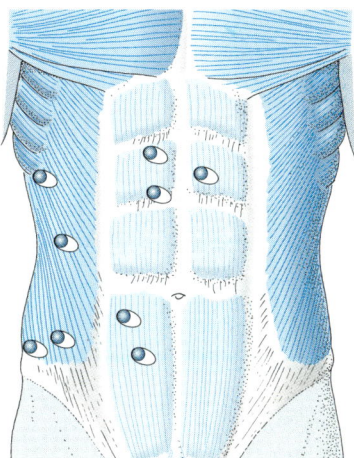

Aufsatzpunkte der Mess- und Erdungselektroden für die Messung der Aktivität der Bauchmuskulatur

Die Vergleichbarkeit verschiedener Übungen wurde hergestellt durch:

■ **Homogene Probanden:** 10 männliche Sportstudierende, Körpergrößenunterschied weniger als 10 cm (vergleichbare Hebelverhältnisse), Erfahrung im Krafttraining, Körperfettanteil gering (Durchschnitt 13 %).

■ **Standardisierung der Intensität:** Bei Übungen mit Gewichten oder Maschinen wurde der Widerstand so gewählt, dass maximal 12 Wiederholungen möglich sind. Die Übungsdauer von 12 Wiederholungen beträgt ca. 30 Sekunden.
– Bei einigen Übungen mit dem eigenen Körpergewicht wurde eine Ausführungsvariante gewählt, die eine Übungsdauer von ca. 30 Sekunden ermöglicht.
– Bei einigen Übungen mit dem eigenen Körpergewicht war keine Standardisierung der Intensität möglich.

■ **Unveränderte Elektrodenposition:** Bei jedem Probanden wurden alle Übungen an einem einzigen Messtermin getestet, ohne die Elektrodenposition zu verändern.

■ **Standardisierung des Bewegungstempos:** Die Ausführungsgeschwindigkeit war kontrolliert, langsam bis zügig.

■ **Vermeidung von Muskelermüdung:** Messung von nur 3 Wiederholungen, standardisierte Pausen, umgekehrte Reihenfolge der Übungen bei der Hälfte der Probanden.

Die Reproduzierbarkeit der Rangfolgen wurde geprüft (Reliabilitätsmessungen). Bei der Wiederholung der Messungen (Retest) zeigte sich, dass die Reproduzierbarkeit der Rangplätze in hohem Maß gegeben war. Die hohen Reproduzierbarkeitswerte belegen die Genauigkeit der EMG-Messmethode und der ermittelten Übungsranglisten.

Die Übungsranglisten für alle anderen wichtigen Muskelgruppen und weiter gehende Informationen zur EMG-Messmethode finden Sie in unserem Buch «Fitness-Krafttraining» in der Reihe rororo Sport (Nr. 19481).

Die Übungsranglisten

Entsprechend den anatomischen Besonderheiten der Bauchmuskulatur (vgl. S. 66) wurden die EMG-Aktivitäten des oberen und des unteren Anteils des geraden Bauchmuskels sowie der schrägen Bauchmuskeln gesondert gemessen. Daraus ergeben sich die drei gesonderten Übungsranglisten. Zusätzlich wurde eine Übungsrangliste für die gesamte Bauchmuskulatur erstellt, aus der die Komplexwirkung der 30 Übungen hervorgeht. Die Tatsache, dass sich die Ranglisten nur geringfügig unterscheiden, beweist, dass bei den meisten Übungen die gesamte Bauchmuskulatur trainiert wird. In Klammern sind die Seiten angegeben, auf denen Sie die Übungsbeschreibungen mit Bild finden.

Top 30: «Gerader Bauchmuskel, oberer Anteil»

Top 30: Gerader Bauchmuskel, oberer Anteil	
Übung	x̄R
1 Beineheben im Stütz, Beine gestreckt (s. S. 136f)	5,9
2 Crunch im Hang, Kopf nach unten (s. S. 130)	8,3
3 Beineheben im Hang gedreht nach rechts, Beine gebeugt (s. S. 139)	8,7
4 Crunch auf dem Roman Chair mit 20 % Zusatzgewicht (s. S. 128f)	8,9
5 Crunch im Kniestand am Seilzug von vorne (s. S. 158)	9,7
6 Sit-up auf der Schrägbank mit 20 % Zusatzgewicht (s. S. 126f)	9,9
7 Käfer (s. S. 100ff)	10,0
8 Beineheben im Stütz, Beine gebeugt (s. S. 138)	10,3
9 Crunch im Sitz am Seilzug von hinten (s. S. 157)	10,6
10 Crunch mit Widerstand am Oberschenkel (s. S. 103)	10,6
11 Beineheben im Hang gedreht nach links, Beine gebeugt (s. S. 139)	11,1

12	Gerader Crunch, Arme gestreckt nach hinten (s. S. 104 f)	11,3
13	Bodendrücker, Knie abgehoben mit Zug (s. S. 148)	11,7
14	Crunch auf dem Roman Chair ohne Gewicht (s. S. 128 f)	12,5
15	Sit-up auf der Schrägbank ohne Gewicht (s. S. 126 f)	13,1
16	Abflex-Presse, statisch (s. S. 166)	13,7
17	Bodendrücker, Knie aufgesetzt, mit Zug (s. S. 147)	14,3
18	Gerader Crunch aus der Lendenlordose (s. S. 106 f)	14,7
19	Bodendrücker mit der Abslide-Rolle (s. S. 163 f)	15,9
20	Crunch mit dem Aufroll-Gerät (s. S. 165)	17,2
21	Gerader Crunch, Arme gestreckt nach vorne (s. S. 106 f)	17,5
22	Twisted Crunch, Arme diagonal nach rechts vorne (s. S. 111 f)	18,0
23	Twisted Crunch, Arme diagonal nach links vorne (s. S. 110 f)	19,5
24	Schwebesitz am Boden (s. S. 140)	21,7
25	Beineheben im Sitz, Beine gestreckt, dynamisch (s. S. 135/142)	22,4
26	Rumpfseitheben mit Partner (s. S. 176)	23,6
27	Bodendrücker, Knie aufgesetzt, diagonaler Zug rechts (s. S. 146)	24,2
28	Unterarmliegestütz, diagonal abheben rechts (s. S. 171)	26,0
29	Beineheben im Sitz statisch, Beine gestreckt (s. S. 140)	26,7
30	Unterarmliegestütz, diagonal abheben links (s. S. 169)	27,9

EMG-gestützte Rangliste von 30 Bauchmuskelübungen für den oberen Anteil des geraden Bauchmuskels nach dem durchschnittlichen Rangplatz ($\bar{x}R$); n = 10

Kommentar zur Rangliste «Gerader Bauchmuskel, oberer Anteil»

■ $\bar{x}R$ gibt den Mittelwert der individuellen Rangplätze der 10 Probanden an. Die Übung auf Platz 1 der Rangliste hat den kleinsten durchschnittlichen Rangplatzwert ($\bar{x}R$) und die intensivste Muskelkontraktion; sie ist somit die effektivste Übung für diesen Muskelanteil.

- Übungen mit nahe beieinander liegenden Rangplatzwerten weisen vergleichbar hohe Intensitäten auf und sind deshalb als nahezu gleichwertig anzusehen. Dies gilt hier für die Übungen 2–4, 5–10, 11–13, 20/21.

- Die Übungen 5, 9, 16, 19, 20 werden mit Geräten durchgeführt. Weitere Bauchmuskelübungen an Maschinen sind in der Top-30-Rangliste nicht aufgeführt. Sie wurden gesondert getestet. Die Ergebnisse sind bei den «Übungen an Maschinen/Geräten» zu finden.

- Hinweise zur Funktionalität und zielgruppenspezifische Empfehlungen für oder gegen einzelne Übungen enthält die Top-30-Rangliste nicht. Diese wichtigen Informationen folgen in der Beschreibung der Übungsgruppen und der einzelnen Übungen.

- Es besteht ein starker Zusammenhang zwischen der Aktivierung der Hüftbeugemuskulatur (M. iliopsoas und M. rectus femoris) und der Bauchmuskulatur. Die Übungen 1–11 aktivieren fast ausnahmslos stark die Hüftbeuger und bewirken dadurch ein Gegenhalten der Bauchmuskulatur (vgl. Das Pro und Kontra «unfunktioneller» Übungen, s. S. 56).

Top 30: «Gerader Bauchmuskel, unterer Anteil»

Top 30: Gerader Bauchmuskel, unterer Anteil	
Übung	**x̄R**
1 Sit-up auf der Schrägbank mit 20 % Zusatzgewicht (s. S. 126f)	3,6
2 Beineheben im Stütz, Beine gestreckt (s. S. 136f)	5,6
3 Käfer (s. S. 100ff)	6,1
4 Bodendrücker, Knie abgehoben, mit Zug (s. S. 148)	6,2
5 Crunch auf dem Roman Chair mit 20 % Zusatzgewicht (s. S. 128f)	7,0
6 Sit-up auf der Schrägbank ohne Gewicht (s. S. 126)	7,0
7 Crunch im Hang, Kopf nach unten (s. S. 130)	7,3
8 Crunch mit Widerstand am Oberschenkel (s. S. 103)	9,9

9	Crunch im Sitz am Seilzug von hinten (s. S. 157)	10,8
10	Gerader Crunch, Arme gestreckt nach hinten (s. S. 104)	11,6
11	Crunch im Kniestand am Seilzug von vorne (s. S. 158)	12,4
12	Beineheben im Hang gedreht nach rechts, Beine gebeugt (s. S. 139)	12,8
13	Crunch auf dem Roman Chair ohne Gewicht (s. S. 128f)	13,3
14	Beineheben im Stütz, Beine gebeugt (s. S. 138)	13,3
15	Beineheben im Hang gedreht nach links, Beine gebeugt (s. S. 139)	13,6
16	Bodendrücker mit der Abslide-Rolle (s. S. 163f)	13,9
17	Bodendrücker, Knie aufgesetzt, mit Zug (s. S. 147)	14,3
18	Crunch mit dem Aufroll-Gerät (s. S. 165)	18,3
19	Schwebesitz am Boden (s. S. 140)	19,5
20	Rumpfseitheben mit Partner (s. S. 176)	19,5
21	Beineheben im Sitz, Beine gestreckt, dynamisch (s. S. 135/142)	19,8
22	Gerader Crunch aus der Lendenlordose (s. S. 106f)	20,0
23	Gerader Crunch, Arme gestreckt nach vorne (s. S. 106f)	20,4
24	Twisted Crunch, Arme diagonal nach links vorne (s. S. 110f)	20,8
25	Unterarmliegestütz, diagonal abheben rechts (s. S. 171)	21,8
26	Twisted Crunch, Arme diagonal nach rechts vorne (s. S. 111f)	23,0
27	Abflex-Presse, statisch (s. S. 166)	24,0
28	Unterarmliegestütz, diagonal abheben links (s. S. 169)	25,6
29	Beineheben im Sitz statisch, Beine gestreckt (s. S. 140)	25,8
30	Bodendrücker Knie aufgesetzt, diagonaler Zug rechts (s. S. 146)	26,7

EMG-gestützte Rangliste von 30 Bauchmuskelübungen für den unteren Anteil des geraden Bauchmuskels nach dem durchschnittlichen Rangplatz ($\bar{x}R$); n = 10

Kommentar zur Rangliste
«Gerader Bauchmuskel, unterer Anteil»

- Die Rangfolge dieser Tabelle unterscheidet sich nur unwesentlich von der Tabelle «Gerader Bauchmuskel, oberer Anteil» (s. S. 75 f).
- Der gerade Bauchmuskel wird immer als Ganzes aktiviert.
- Eine Betonung der Beckenaufrichtung (Aufhebung der Lendenlordose) führt zu einer Intensivierung der Muskelkontraktion und zu einer Akzentuierung der Anspannung des unteren Anteils des geraden Bauchmuskels (vgl. Übung 3 «Käfer»).

Top 30: «Schräge Bauchmuskulatur»

Top 30: Schräge Bauchmuskulatur	
Übung	**x̄R**
1 Beineheben im Stütz, Beine gestreckt (s. S. 136 f)	2,6
2 Sit-up auf der Schrägbank mit 20 % Zusatzgewicht (s. S. 126 f)	3,1
3 Beineheben im Hang gedreht nach rechts, Beine gebeugt (s. S. 139)	6,6
4 Rumpfseitheben mit Partner (s. S. 176)	7,4
5 Sit-up auf der Schrägbank ohne Gewicht (s. S. 126 f)	7,4
6 Bodendrücker, Knie abgehoben, mit Zug (s. S. 148)	8,6
7 Beineheben im Stütz, Beine gebeugt (s. S. 138)	10,1
8 Crunch im Kniestand am Seilzug von vorne (s. S. 158)	10,3
9 Crunch auf dem Roman Chair mit 20 % Zusatzgewicht (s. S. 128 f)	10,0
10 Crunch im Hang, Kopf nach unten (s. S. 130)	10,3
11 Beineheben im Sitz, Beine gestreckt, dynamisch (s. S. 135/142)	10,6
12 Crunch im Sitz am Seilzug von hinten (s. S. 157)	10,7
13 Beineheben im Hang gedreht nach links, Beine gebeugt (s. S. 139)	11,3

14	Crunch mit Widerstand am Oberschenkel (s. S. 103)	11,9
15	Käfer (s. S. 100 ff)	14,7
16	Crunch auf dem Roman Chair ohne Gewicht (s. S. 128 f)	16,3
17	Beineheben im Sitz, Beine gestreckt, statisch (s. S. 140)	17,3
18	Bodendrücker, Knie aufgesetzt, mit Zug (s. S. 147)	17,6
19	Twisted Crunch, Arme diagonal nach links vorne (s. S. 110 f)	18,6
20	Gerader Crunch, Arme gestreckt nach hinten (s. S. 104)	18,6
21	Gerader Crunch, Arme gestreckt nach vorne (s. S. 106 f)	19,3
22	Schwebesitz am Boden (s. S. 140)	19,5
23	Bodendrücker, Knie aufgesetzt, diagonaler Zug rechts (s. S. 146)	21,3
24	Unterarmliegestütz, diagonal abheben links (s. S. 169)	21,5
25	Unterarmliegestütz, diagonal abheben rechts (s. S. 171)	22,0
26	Gerader Crunch aus der Lendenlordose (s. S. 106 f)	23,8
27	Bodendrücker mit Abslide-Rolle (s. S. 163 f)	25,0
28	Crunch mit dem Aufroll-Gerät (s. S. 165)	25,0
29	Twisted Crunch, Arme diagonal nach rechts vorne (s. S. 111 f)	25,5
30	Abflex-Presse statisch (s. S. 166)	27,8

EMG-gestützte Rangliste von 30 Bauchmuskelübungen für die schrägen Bauchmuskeln nach dem durchschnittlichen Rangplatz ($\bar{x}$R); n = 10

Kommentar zur Rangliste «Schräge Bauchmuskulatur»

■ Die Top-Übungen für den geraden Bauchmuskel sind auch die Top-Übungen für die schrägen Bauchmuskeln. Eine Ausnahme ist die Übung «Rumpfseitheben mit Partner», eine effektive Spezialübung für die schräge Bauchmuskulatur (Plätze 26 und 20 für den geraden Bauchmuskel, Platz 4 für die schräge Bauchmuskulatur).

■ In Übereinstimmung mit vorangegangenen Untersuchungen (vgl. Boeckh-Behrens/Buskies 2002) zeigt sich, dass gerade ausgeführte Übungen die schräge Bauchmuskulatur ebenso intensiv aktivieren wie gedreht ausgeführte Übungen.

Top 30: «Komplexwirkungen»

	Top 30: Komplexwirkungen	
	Übung	**x̄R**
1	Beineheben im Stütz, Beine gestreckt (s. S. 136 f)	4,7
2	Sit-up auf der Schrägbank mit 20 % Zusatzgewicht (s. S. 126 f)	5,5
3	Crunch auf dem Roman Chair mit 20 % Zusatzgewicht (s. S. 128 f)	8,6
4	Crunch im Hang, Kopf nach unten (s. S. 130)	8,6
5	Bodendrücker, Knie abgehoben mit Zug (s. S. 148)	8,8
6	Sit-up auf der Schrägbank ohne Gewicht (s. S. 126 f)	9,2
7	Beineheben im Hang gedreht nach rechts, Beine gebeugt (s. S. 139)	9,4
8	Käfer (s. S. 100 ff)	10,3
9	Crunch im Sitz am Seilzug von hinten (s. S. 157)	10,7
10	Crunch mit Widerstand am Oberschenkel (s. S. 103)	10,8
11	Crunch im Kniestand am Seilzug von vorne (s. S. 158)	10,8
12	Beineheben im Stütz, Beine gebeugt (s. S. 138)	11,2
13	Beineheben im Hang gedreht nach links, Beine gebeugt (s. S. 139)	12,0
14	Gerader Crunch, Arme gestreckt nach hinten (s. S. 104)	13,8
15	Crunch auf dem Roman Chair ohne Gewicht (s. S. 128 f)	14,0
16	Bodendrücker, Knie aufgesetzt, mit Zug (s. S. 147)	15,4
17	Rumpfseitheben mit Partner (s. S. 176)	16,8
18	Beineheben im Sitz, Beine gestreckt, dynamisch (s. S. 135 / 142)	17,6
19	Bodendrücker mit der Abslide-Rolle (s. S. 163 f)	18,3
20	Gerader Crunch, Arme gestreckt nach vorne (s. S. 106 f)	19,1
21	Gerader Crunch aus der Lendenlordose (s. S. 106 f)	19,5
22	Twisted Crunch, Arme diagonal nach links vorne (s. S. 110 f)	19,6
23	Crunch mit dem Aufroll-Gerät (s. S. 165)	20,2

24	Schwebesitz am Boden (s. S. 140)	20,2
25	Abflex-Presse statisch (s. S. 166)	21,8
26	Twisted Crunch, Arme diagonal nach rechts vorne (s. S. 111 f)	22,2
27	Unterarmliegestütz, diagonal abheben rechts (s. S. 171)	23,3
28	Beineheben im Sitz statisch, Beine gestreckt (s. S. 140)	23,3
29	Bodendrücker, Knie aufgesetzt, diagonaler Zug rechts (s. S. 146)	24,1
30	Unterarmliegestütz, diagonal abheben links (s. S. 169)	25,0

EMG-gestützte Rangliste von 30 Bauchmuskelübungen nach dem durchschnittlichen Rangplatz der Komplexwirkungen ($\bar{x}$R) für den oberen und unteren Anteil des geraden Bauchmuskels sowie der schrägen Bauchmuskeln zusammen. n = 10

Kommentar zur Rangliste «Komplexwirkungen»

- Die Übung «Beinheben im Stütz/Hang, Beine gestreckt» führt die Komplexrangliste an; sie ist insgesamt die Nummer 1 der Bauchmuskelübungen.
- Die Übungen auf den Plätzen 3 – 7 unterscheiden sich nur geringfügig. Ihnen folgt eine zweite Gruppe relativ gleichwertiger Übungen auf den Plätzen 8 – 12.
- Die erste Übung ohne ausgeprägten Einsatz der Hüftbeuger, der «Gerade Crunch, Arme gestreckt nach hinten», findet sich erst auf Platz 14. Dies bedeutet, dass Bauchmuskelübungen umso effektiver sind, je intensiver gleichzeitig die Hüftbeuger aktiviert werden.
- Nahezu alle Übungen beanspruchen die gesamte Bauchmuskulatur. Ein isoliertes Training ist nur in Ausnahmefällen für die schrägen Bauchmuskeln möglich, wie das Beispiel der Übung «Rumpfseitheben mit Partner» zeigt, die nur in der Rangliste für die schräge Bauchmuskulatur einen sehr guten vierten Platz erreicht.
- Die Heimgeräte «Abslide-Rolle» (19), «Aufroll-Gerät» (23) und «Abflex-Presse» (25) liegen im letzten Drittel der Top-30-Rangliste und erweisen sich als recht überflüssig.

■ Die Stabilisierungsübungen (27, 30) und Beinhebeübungen im Sitz (24, 28) nehmen die hinteren Plätze der Rangliste ein.

Übersicht: Top 30 «Komplexwirkungen» im Bild

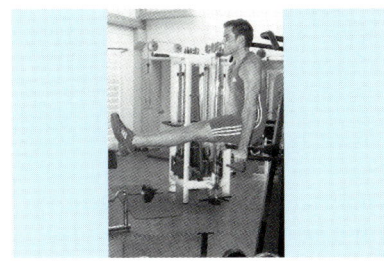

1. Beineheben im Stütz, Beine gestreckt (s. S. 136f)

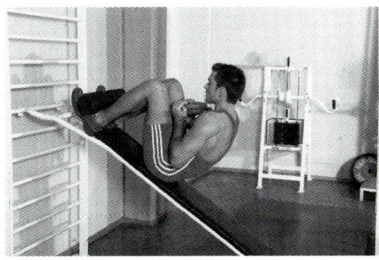

2. Sit-up auf der Schrägbank mit 20 % Zusatzgewicht (s. S. 126f)

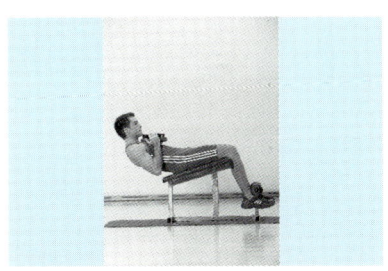

3. Crunch auf dem Roman Chair mit 20 % Zusatzgewicht (s. S. 128f)

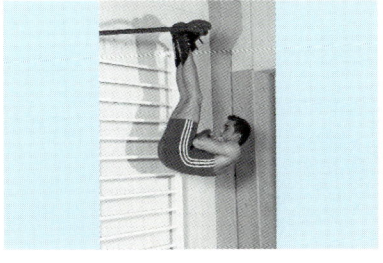

4. Crunch im Hang, Kopf nach unten (s. S. 130)

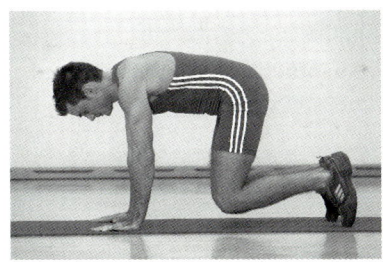

5. Bodendrücker, Knie abgehoben mit Zug (s. S. 148)

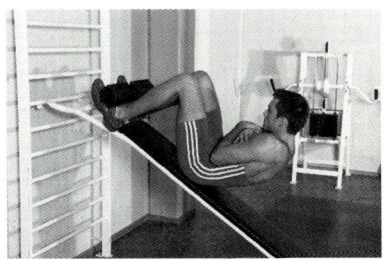

6. Sit-up auf der Schrägbank ohne Gewicht (s. S. 127f)

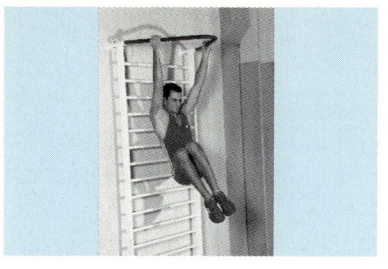 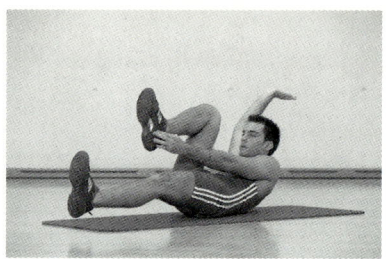

7. Beineheben im Hang gedreht nach rechts, Beine gebeugt (s. S. 139)

8. Käfer (s. S. 100 ff)

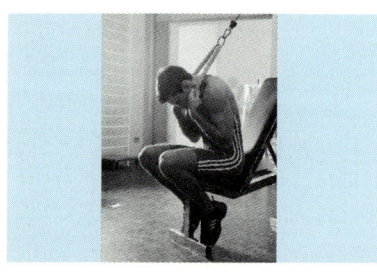 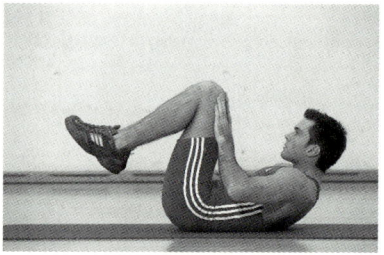

9. Crunch im Sitz am Seilzug von hinten (s. S. 157)

10. Crunch mit Widerstand am Oberschenkel (s. S. 103)

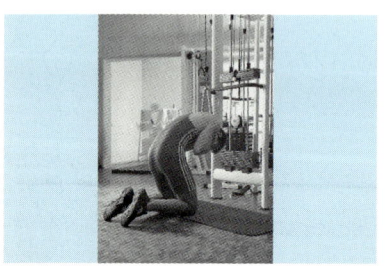 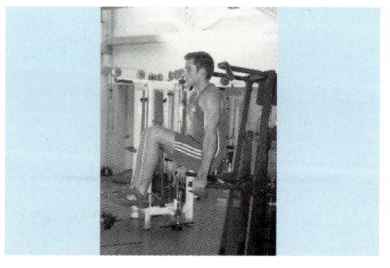

11. Crunch im Kniestand am Seilzug von vorne (s. S. 158)

12. Beineheben im Stütz, Beine gebeugt (s. S. 138)

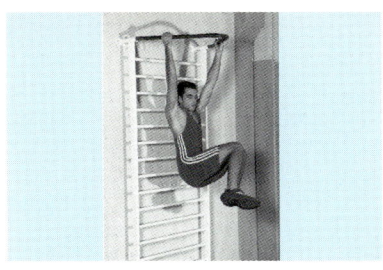

13. Beineheben im Hang gedreht nach links, Beine gebeugt (s. S. 139)

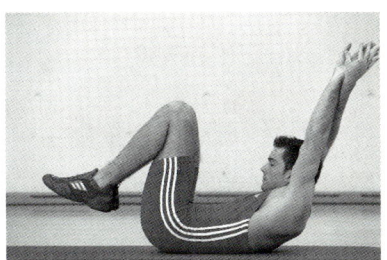

14. Gerader Crunch, Arme gestreckt nach hinten (s. S. 104)

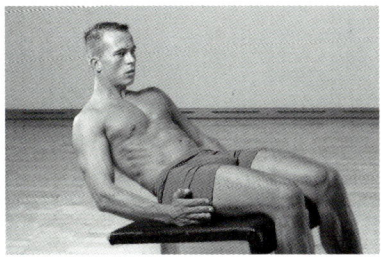

15. Crunch auf dem Roman Chair ohne Gewicht (s. S. 128 f)

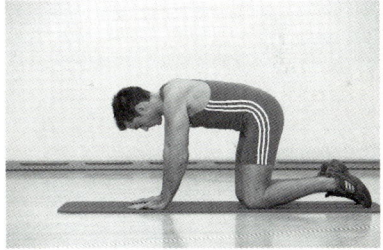

16. Bodendrücker, Knie aufgesetzt, mit Zug (s. S. 147)

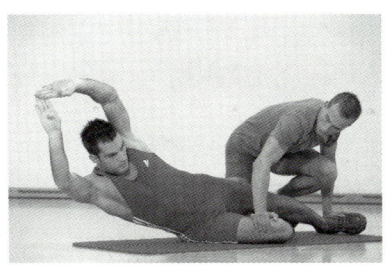

17. Rumpfseitheben mit Partner (s. S. 176)

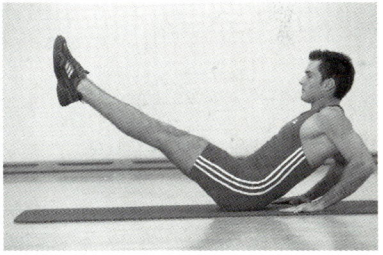

18. Beineheben im Sitz, Beine gestreckt, dynamisch (s. S. 135 / 142)

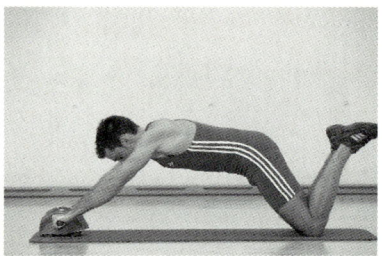

19. Bodendrücker mit der Abslide-Rolle (s. S. 163f)

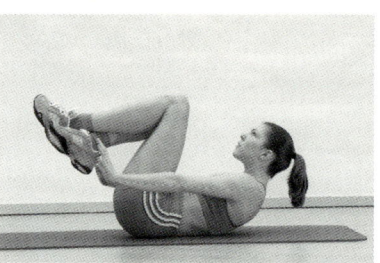

20. Gerader Crunch, Arme ge-streckt nach vorne (s. S. 106f)

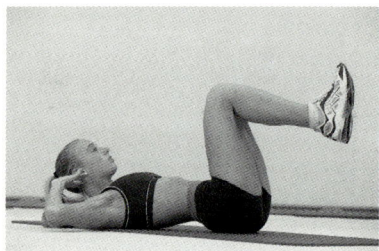

21. Gerader Crunch aus der Lendenlordose (s. S. 106f)

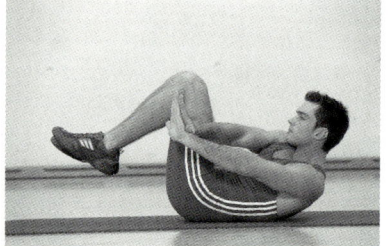

22. Twisted Crunch, Arme diagonal nach links vorne (s. S. 110f)

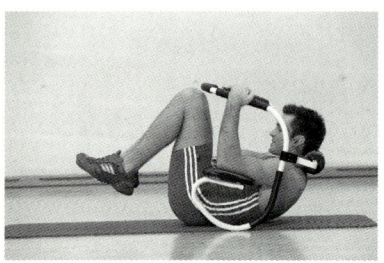

23. Crunch mit dem Aufroll-Gerät (s. S. 165)

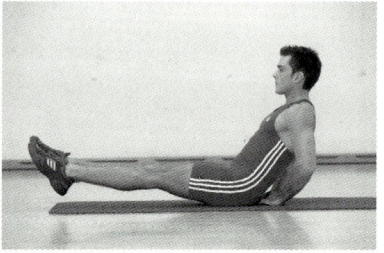

24. Schwebesitz am Boden (s. S. 140)

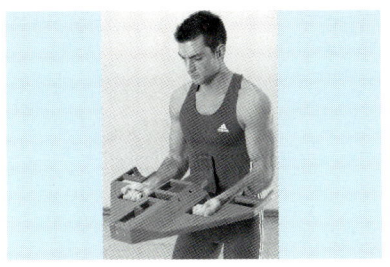

25. Abflex-Presse statisch
(s. S. 166)

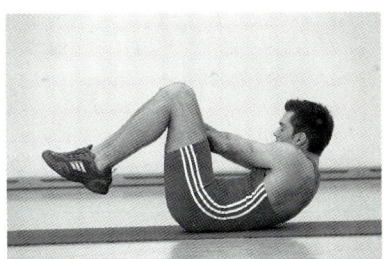

26. Twisted Crunch, Arme
diagonal nach rechts vorne
(s. S. 111 f)

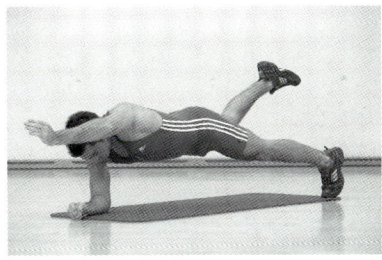

27. Unterarmliegestütz, diagonal
abheben rechts (s. S. 171)

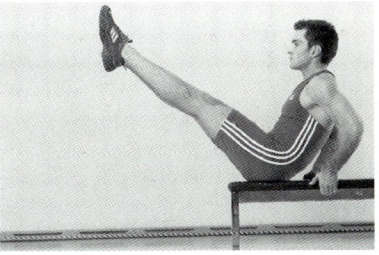

28. Beineheben im Sitz statisch,
Beine gestreckt (s. S. 140)

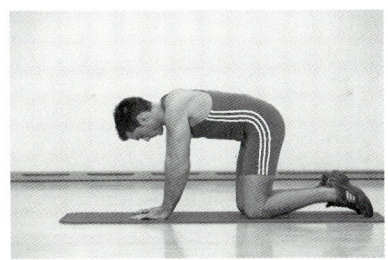

29. Bodendrücker, Knie aufgesetzt, diagonaler Zug
rechts (s. S. 146)

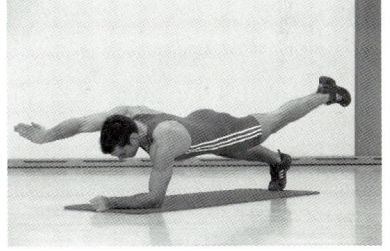

30. Unterarmliegestütz,
diagonal abheben links
(s. S. 169)

Übungen

Das Beste für Ihre Bauchmuskeln

Die Bauchmuskelübungen werden aufgrund struktureller Merkmale in folgende sechs Übungsgruppen eingeteilt:

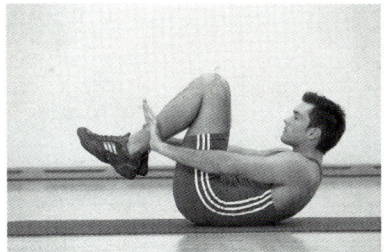

1. Crunch ohne Fixierung der Beinen

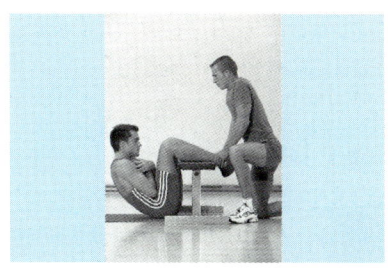

2. Sit-up / Crunch mit fixierten Beinen

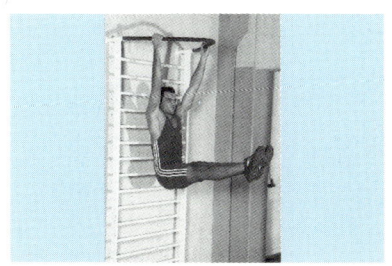

3. Beinhebeübungen

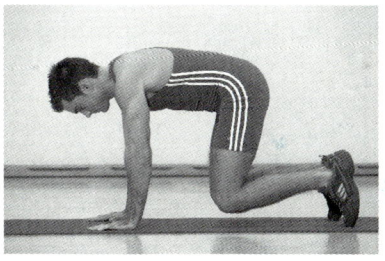

4. Bodendrückerübungen

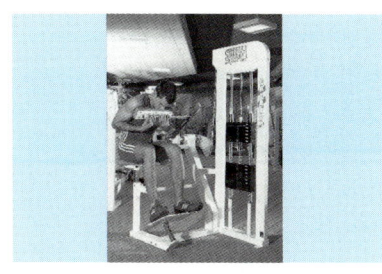

5. Übungen an Maschinen und Geräten

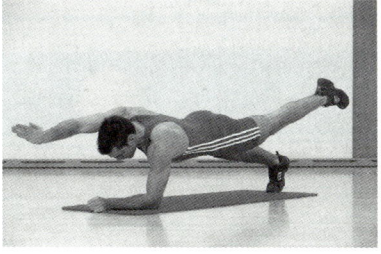

6. Stabilisierungs- und Körperspannungsübungen

1. Crunch ohne Fixierung der Beine

Der Crunch ist die Basisübung für das Training der Bauchmuskulatur. Er setzt die funktionelle Anatomie der Bauchmuskeln optimal in eine Bewegung um, indem sich Brustkorb (Muskelursprung) und Becken (Muskelansatz) einander nähern. Auch viele andere Bauchmuskelübungen beinhalten eine dynamische Crunchbewegung.

Das Wichtigste im Überblick

Effektivität

■ Der Übungsgruppe «Crunch» sind zahlreiche Übungsvarianten zuzuordnen, die sich bezüglich ihrer Effektivität deutlich unterscheiden. In der Top-30-Gesamtrangliste (Top 30 «Komplexwirkungen», s. S. 81 f) nehmen Crunchvarianten die Plätze 8, 10, 14, 20, 21, 22 und 26 ein. Unter Berücksichtigung, dass die Rangliste der 30 effektivsten Übungen auf den vorderen Rangplätzen vorwiegend höchstintensive Spezialübungen enthält, die nur von sehr leistungsstarken Sportlern bewältigt werden können, ist die Intensität der Crunches für die meisten Personen mit normaler Leistungsfähigkeit gut bis sehr gut und garantiert ein effektives Bauchmuskeltraining.

■ Die Intensität der Crunches lässt sich durch eine Veränderung der Armposition von leicht (1) zu schwer (4) modifizieren.

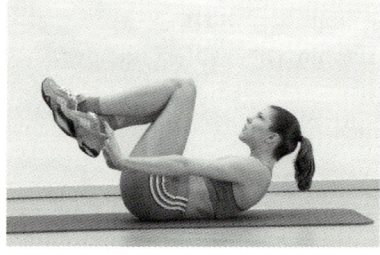 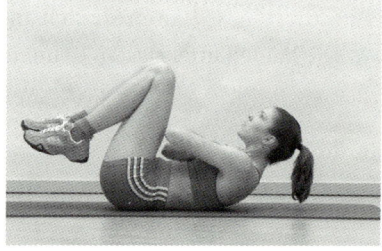

(1) Arme gestreckt nach vorne   (2) Arme vor der Brust gekreuzt

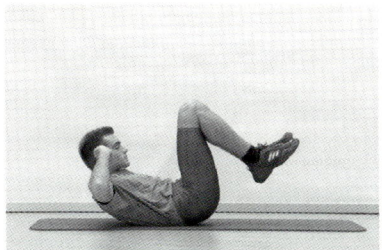 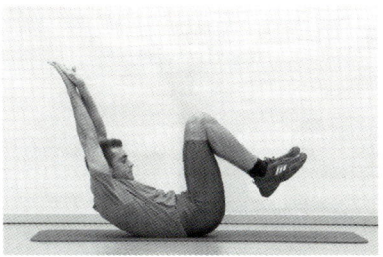

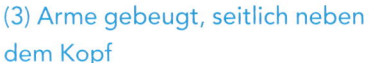

(3) Arme gebeugt, seitlich neben dem Kopf

(4) Arme gestreckt nach hinten in Verlängerung des Rumpfes

■ Sehr wirkungsvolle Intensitätssteigerungen erreichen Sie, wenn Sie beim Training die höchste Crunchposition statisch (ohne Bewegung) halten und die bereits sehr starke Muskelspannung durch Endkontraktionen zusätzlich intensivieren.

■ Eine geringe Bauchmuskelkraft und eine eingeschränkte Beweglichkeit der Brust- und Lendenwirbelsäule können die Aufbäumhöhe des Oberkörpers bei der Übung Crunch und damit die Effektivität der Übung verringern.

Besonderheiten

■ Die meisten Übungsvarianten des Crunch ohne Fixierung der Beine kräftigen weitgehend isoliert die Bauchmuskeln, ohne andere Muskelgruppen, wie z. B. die Hüftbeuger, zu aktivieren. Der Crunch ist deshalb für fast alle Menschen eine empfehlenswerte Übung. Dies gilt insbesondere für Personen, die Übungen mit Aktivierung der Hüftbeuger aufgrund von Rückenbeschwerden vermeiden müssen. Sollten dennoch Beschwerden im Nacken oder im unteren Rücken auftreten, so halten Sie sich an die Tipps auf S. 48 ff.

■ Die beiden effektivsten Crunchvarianten – der «Käfer» und der «Crunch mit Widerstand an den Oberschenkeln» (Rangplätze 8 und 10) – sind allerdings Übungen, die zusätzlich die Hüftbeugemuskulatur aktivieren. Es bestätigt sich auch hier der Grundsatz, dass eine Aktivierung der Hüftbeuger in der Regel gleichzeitig die Intensität der Bauchmuskelkontraktion steigert. Da bei diesen Übungen während des gesamten Übungsverlaufs das Becken aufgerichtet bleibt und keine Lendenlordose (Hohlkreuz) auftreten kann, sind kaum negative Folgen, z. B. Rückenbeschwerden, zu erwarten.

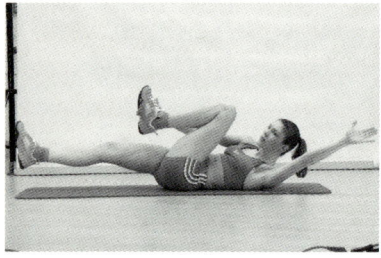 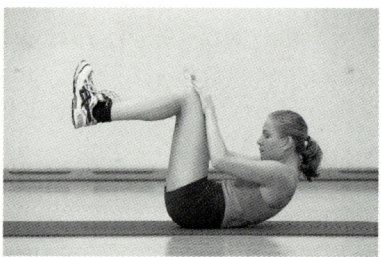

- Die Top-30-Gesamtrangliste (Top 30 «Komplexwirkungen», s. S. 81 f) enthält 18 Übungen, bei denen neben der Bauchmuskulatur zusätzlich die Hüftbeuger aktiviert werden, und nur 12 Übungen ohne ausgeprägten Hüftbeugereinsatz. 8 von 12 Übungen ohne starke Kontraktion der Hüftbeuger sind Crunchvarianten ohne Fixierung der Beine.
- Die effektivste Crunchvariante ohne Hüftbeugereinsatz ist der «Gerade Crunch, Arme gestreckt nach hinten» auf Rang 14. Alle übrigen Crunchvarianten ohne Fixierung der Beine aktivieren die Bauchmuskulatur geringer.

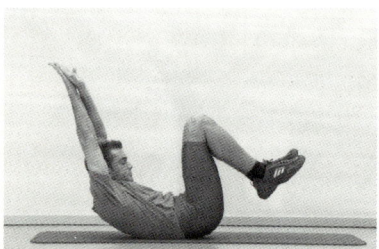

- Crunches haben, wie die überwiegende Mehrzahl aller Bauchmuskelübungen, Komplexwirkung für die gesamte Bauchmuskulatur. Sie aktivieren den oberen und unteren Anteil des geraden Bauchmuskels ebenso wie die schrägen Bauchmuskeln. Ein isoliertes Training einzelner Bauchmuskelanteile ist lediglich bei einigen

Spezialübungen für die schrägen Bauchmuskeln, wie z. B. der
Übung «Rumpfseitheben», möglich.

- Bei geraden Crunches tragen die rechten und die linken schrägen
Bauchmuskeln bei gleichzeitiger Kontraktion zum geraden Aufbäumen des Rumpfes bei. Bei gedrehten Crunches muss auch der
Rumpf eingerollt werden, was den geraden Bauchmuskel kräftig aktiviert. Bei einer Drehung nach links werden gemäß den anatomischen Funktionen vorrangig der äußere rechte und der linke innere
schräge Bauchmuskel aktiviert. Obwohl fast alle Bauchmuskelübungen eine komplexe Wirkung haben, ist es sinnvoll, gerade und gedrehte Crunchvarianten durchzuführen, um alle Muskelanteile optimal zu trainieren.

Zielgruppe

- Crunches sind für nahezu alle Personen geeignet – für Leistungs-
sportler ebenso wie für Fitnessbegeisterte und auch für viele Reha-
Patienten. Ausschlaggebend für die Eignung sind die Beschwerde-
freiheit beim Training, die gewählte Übungsvariante und die
Intensität (dynamische oder statische Ausführung, Aufbäumhöhe,
Endkontraktionen).

Allgemeine Übungsausführung

- Ausgangsstellung für den Crunch ist meistens die Rückenlage.
Dabei stellen die folgenden drei Positionen der Beine sicher, dass
das Becken aufgerichtet und die Lendenlordose aufgehoben ist.

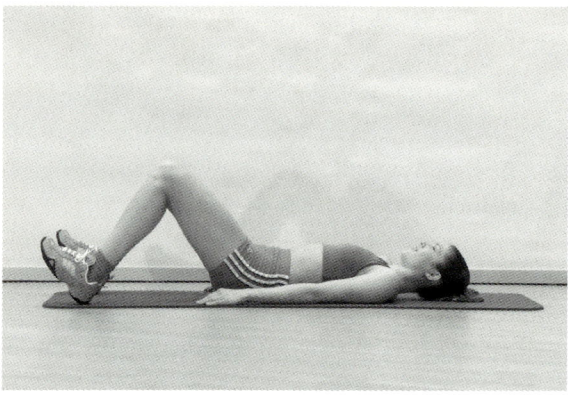

(1) Legen Sie sich auf den Rücken, richten Sie das Becken auf und winkeln Sie die Beine an. Stellen Sie die Füße mit den Fersen auf den Boden. Durch das Drücken der Fersen auf den Boden bzw. durch eine leichte Zugbewegung der Fersen entsteht eine isometrische Anspannung der Muskulatur, die bei der Beckenaufrichtung hilft. Beachten Sie, dass die Lendenwirbelsäule dabei ständig am Boden bleiben muss.

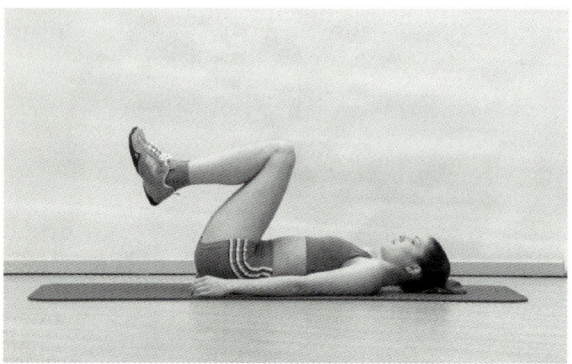

(2) Legen Sie sich auf den Rücken, ziehen Sie die Beine an, der Hüftgelenkswinkel ist kleiner als 90° – alternativ können Sie die Unterschenkel auf einer Bank ablegen. Ist der Winkel bei frei gehaltenen Beinen größer als 90°, so muss das Gewicht der Beine gegen die Schwerkraft isometrisch durch die Hüftbeugemuskulatur (vor allem den M. iliopsoas und den M. rectus femoris) gehalten werden.

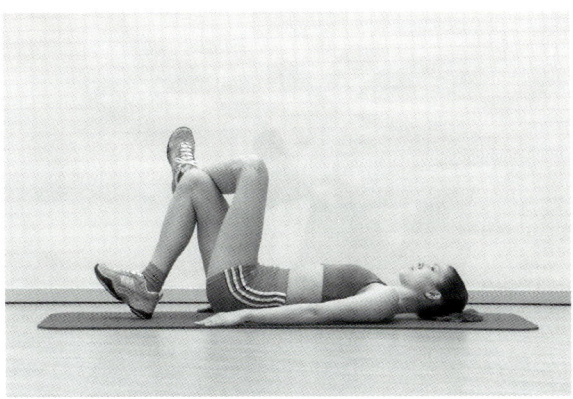

(3) Legen Sie sich auf den Rücken, schlagen Sie ein Bein über das andere. Dies verhindert das Beugen des Hüftgelenks und das Lösen des unteren Rückens vom Boden. Auch hier kann ein Druck mit der Ferse des Stützbeines auf den Boden ausgeübt werden.

■ Die Bewegungsausführung des Crunch beginnt mit einem Anheben von Kopf und Schultern, gefolgt vom Einrollen des Rumpfes bis in die höchstmögliche Aufbäumposition. Die gesamte Bewegung erfolgt langsam und kontrolliert ausschließlich durch die Kraft der Bauchmuskulatur, ohne Schwung und ruckhafte Bewegungen. Beachten Sie die Hinweise zur korrekten Atmung (s. S. 54 ff) sowie zur Haltung bei Nacken- und Rückenbeschwerden während der Übungsausführung (s. S. 48 ff).

Ermitteln Sie Ihre Bauchmuskelkraft beim Crunch

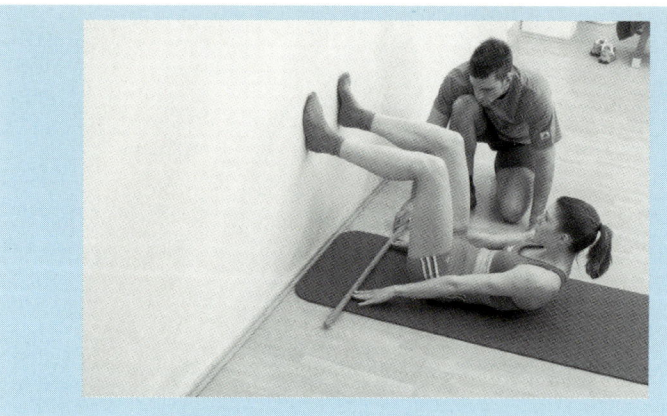

Geräte

Stab o. Ä., Uhr, Zentimetermaß, ggf. Gymnastikmatte

Testbeschreibung

■ Sie überprüfen die statische Kraftausdauer Ihrer Bauchmuskulatur (M. rectus abdominis, M. obliquus externus und internus abdominis).

■ Ziel ist die maximal erreichbare Zeit in der Halteposition.

■ Aufgrund der individuellen Maße der Menschen ist nur ein Vergleich von Test und Retest bei derselben Person möglich. Ein Vergleich zwischen verschiedenen Personen ist wenig sinnvoll.

Testdurchführung

■ Legen Sie sich auf den Rücken, stellen Sie die Füße mit der ganzen Sohle schulterbreit an die Wand, sodass sowohl im Hüft- als auch im Kniegelenk ein rechter Winkel (90°) besteht. Die Arme sind gestreckt seitlich vom Körper abgelegt.

■ Ermitteln Sie zunächst ihre maximale Aufbäumweite, indem Sie bei einer maximalen Crunchbewegung einen Stab o. Ä. mit den Fingerspitzen so weit wie möglich zur Wand hinschieben – die Lendenwirbelsäule bleibt dabei am Boden. Danach wird der Stab von einem Partner um 2 cm in Richtung Ihres Gesäßes verschoben und dort fixiert.

- Legen Sie sich wieder zurück und entspannen Sie sich.

- Zum eigentlichen Testvorgang werden Kopf und Schultern nochmals vom Boden abgehoben, bis die Fingerspitzen den fest gestellten Stab berühren. Ihr Partner nimmt nun die Zeit. Bleiben Sie in Kontakt mit dem Stab, solange Sie können. Sobald die Fingerspitzen den Kontakt zum Stab verlieren, wird die Zeitnahme gestoppt.

- Um beim Retest dieselben Ausgangsbedingungen zu gewähr-leisten, muss der Abstand Wand – Gesäß und Ferse – Boden sowie die Entfernung des Stabes zur Wand beim Eingangstest festgehalten werden.

Registrierung der Ergebnisse

	Datum:	Datum:	Datum:
Abstand Ferse – Boden (cm)			
Abstand Gesäß – Wand (cm)			
Abstand Stab – Wand (cm) (= maximaler Aufbäumwert minus 2 cm)			
Haltedauer (Sek.)			

Die Übungen im Detail

BECKEN KIPPEN   BECKEN AUFRICHTEN

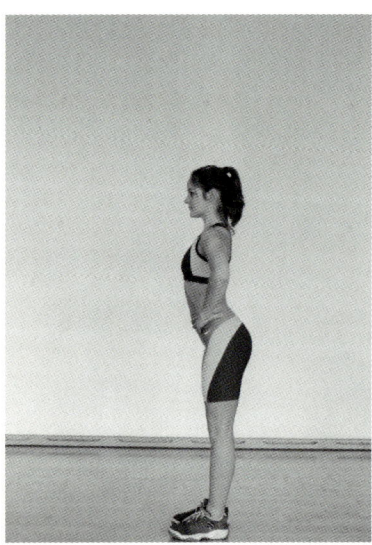   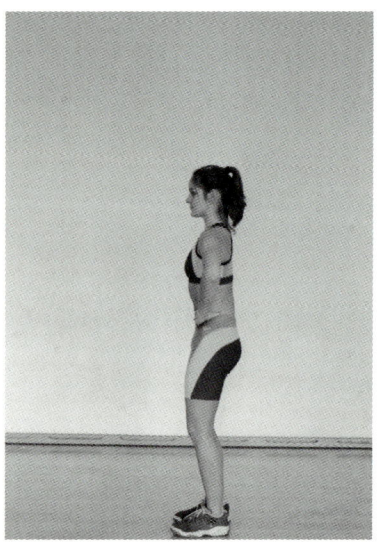

Bauchmuskeln entspannen   Bauchmuskeln anspannen

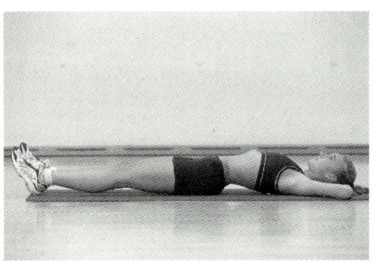   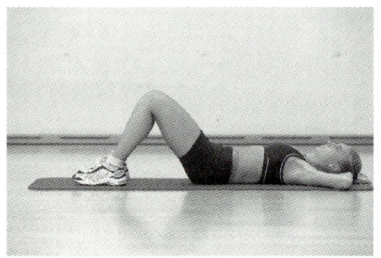

Bauchmuskeln entspannen   Bauchmuskeln anspannen

ÜBUNGEN ZUR WAHRNEHMUNG DER BAUCHMUSKULATUR

Wenn Sie bisher keine oder nur wenig Erfahrung mit einem Bauchmuskeltraining haben, ist es sinnvoll, vor dem eigentlichen Training
zwei Übungen zur Körperwahrnehmung durchzuführen, die Ihnen

die Zusammenhänge zwischen Anspannung und Entspannung der Bauchmuskulatur und der Beckenposition bewusst machen.

■ Übung im Stand: Stehen Sie schulterbreit mit leicht gebeugten Knien, legen Sie eine Hand auf den Bauch, die andere auf das Gesäß oder beide Hände seitlich auf das Becken.

■ Entspannen Sie die Bauchmuskeln und kippen Sie das Becken nach vorne. Sie verstärken dadurch die Lendenlordose (Hohl-kreuz). Spannen Sie nun die Bauchmuskeln an und spüren Sie, wie sich das Becken aufrichtet und die Lendenlordose aufhebt. Führen Sie das Kippen und Aufrichten mit Hilfe der Entspannung und An-spannung der Bauchmuskulatur nun im Wechsel aus. Als Variante zur Verbesserung der Körperwahrnehmung können Sie die Beckenbewegungen durch seitliche Führung des Beckens mit den Händen unterstützen.

■ Das Kippen und Aufrichten des Beckens lässt sich auch gut in der Rückenlage durchführen. In der Rückenlage mit gestreckten Bei-nen und entspannter Bauchmuskulatur schieben Sie die eine Hand in den Hohlraum zwischen Lendenwirbelsäule und Boden. Span-nen Sie nun die Bauchmuskulatur an, ziehen Sie dabei die Beine leicht an und pressen Sie die Hand mit dem unteren Rücken gegen den Boden. Das Becken ist nun aufgerichtet. Führen Sie diese Be-wegung langsam und kontrolliert im Wechsel durch und erfühlen Sie den Zusammenhang von Spannung und Entspannung der Bauchmuskulatur und dem Aufrichten und Kippen des Beckens.

Käfer

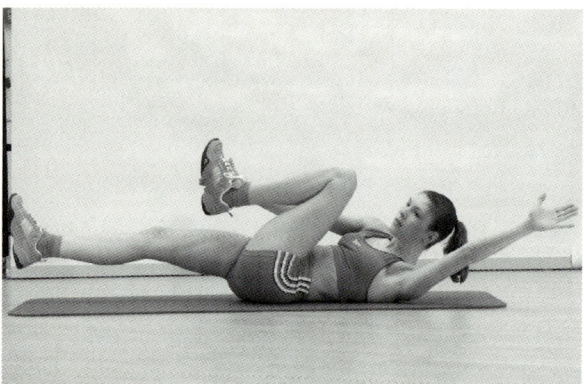

EFFEKTIVITÄT

■ Der «Käfer» ist die intensivste Crunchvariante ohne fixierte Beine und nimmt in der Top-30-Gesamtrangliste (Top 30 «Komplexwirkungen», s. S. 81f) einen sehr guten 8. Platz ein. Die Übung aktiviert die unteren und oberen Anteile des geraden Bauchmuskels hoch intensiv (Rangplätze 3 und 7, vgl. Tabelle «Gerader Bauchmuskel, oberer Anteil», s. S. 75f, und «Gerader Bauchmuskel, unterer Anteil», s. S. 77f) und die schrägen Bauchmuskeln etwas weniger (Rangplatz 15, Tabelle «Schräge Bauchmuskulatur», s. S. 79f), hier aber immer noch stärker als z. B. der «Twisted Crunch» (Rangplatz 19).

■ Die hohe Effektivität der Übung «Käfer» ist auch darauf zurückzuführen, dass die Bauchmuskulatur den Hüftbeugereinsatz ausgleichen muss, der durch das schwebend gehaltene gestreckte Bein zustande kommt. Eine unfunktionelle Rückenbelastung ist dennoch nicht gegeben, weil die Beckenposition durch das angezogene Bein immer aufgerichtet bleibt und die verstärkte Lendenlordosierung (Hohlkreuz) ausgeschlossen ist.

■ Die meisten Bauchmuskelübungen sind sehr «bewegungsarm», mit kurzen Bewegungsamplituden und großen statischen Anteilen (Halteübungen). Der Käfer ist eine erfreuliche Ausnahme. Das wechselseitige Beugen und Strecken von Armen und Beinen lenkt von der Haltearbeit der Bauchmuskeln ab und motiviert die Übenden. Die Übung kann auch rhythmisch zu Musik ausgeführt werden.

ÜBUNGSAUSFÜHRUNG

- Strecken Sie in der Rückenlage beide Beine und Arme über den Kopf. Ziehen Sie nun ein Bein an und greifen Sie mit der Gegenhand an die Fußsohle des gebeugten Beines. Heben Sie das gestreckte Bein an, sodass es knapp über dem Boden schwebt. Beginnen Sie aus dieser Position mit einem kontrollierten wechselseitigen Beugen und Strecken der Beine und dem gegengleichen Armwechsel, wie ein auf dem Rücken liegender Käfer, der mit den Beinen strampelt.
- Verbinden Sie das Anziehen des einen Beines jeweils mit der Intensivierung der Crunchbewegung. Kopf und Schultern bleiben während der gesamten Übungszeit vom Boden abgehoben.
- Sie können die Bewegungsamplitude und damit die Intensität der Übung reduzieren, indem Sie Arme und Beine nicht ganz strecken.

Käfer-Crunch

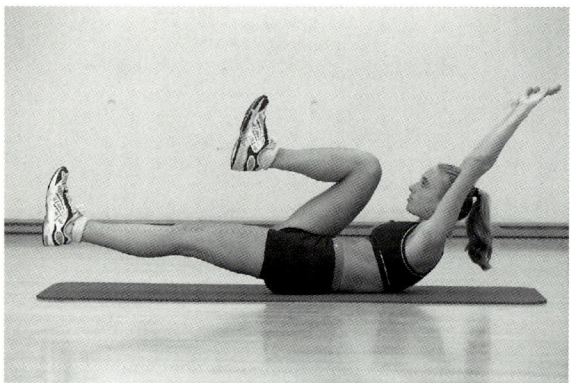

EFFEKTIVITÄT

- Der «Käfer-Crunch» ist eine Intensiv-Variante des Käfers. Die Bauchmuskulatur wird dabei noch stärker aktiviert als beim normalen Käfer.
- Die Übung verbindet die Stärken der Übungen «Käfer» und «Crunch mit den Armen gestreckt nach hinten»: Lange Hebel durch die gestreckten Arme und das gestreckte Bein sowie den Hüftbeugereinsatz durch das angehobene lange Bein, der als Gegenreaktion wiederum den Bauchmuskeleinsatz erhöht.

ÜBUNGSAUSFÜHRUNG

- Wie beim «Käfer» ziehen Sie ein Bein maximal an und halten das andere knapp über dem Boden schwebend. Zusätzlich führen Sie die Übung «Gerader Crunch, Arme gestreckt nach hinten» aus. Die Intensität können Sie durch die Veränderung der Armhaltung (Arme seitlich am Kopf, gekreuzt vor der Brust oder lang nach vorne gestreckt) verringern oder durch Endkontraktionen erhöhen.
- In der Käfer-Crunch-Position beugen und strecken Sie nun die Beine langsam wechselseitig. Die Position mit langem Bein können Sie jeweils etwas länger, z. B. 5–10 s statisch halten, bevor Sie einen Beinwechsel durchführen.

Crunch mit Widerstand am Oberschenkel

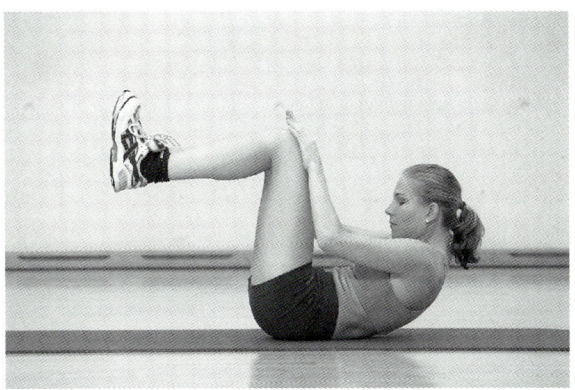

EFFEKTIVITÄT

■ Der zusätzliche Druck mit den Händen gegen die senkrecht gestellten Oberschenkel aktiviert die Hüftbeuger und macht aus
dem Crunch eine sehr effektive Übung, die in der Top-30-Gesamt-
rangliste (Top 30 «Komplexwirkungen», s. S. 81 f) einen guten
10. Platz einnimmt. Wie auch beim «Käfer» bewirkt der Einsatz der
Hüftbeuger ein Gegenhalten der Bauchmuskeln und eine Intensivierung der Bauchmuskelkontraktion, ohne mit größeren Problemen für den unteren Rücken rechnen zu müssen, weil das um 90°
gebeugte Hüftgelenk eine aufgerichtete Beckenposition sicher-
stellt und eine verstärkte Hohlkreuzbildung vermeidet.

ÜBUNGSAUSFÜHRUNG

■ Bäumen Sie aus der Rückenlage den Oberkörper maximal auf.
Drücken Sie mit beiden Händen gegen die senkrecht stehenden
Oberschenkel, ohne dem Druck nachzugeben. Versuchen Sie mit
Endkontraktionen die Intensität noch zusätzlich zu erhöhen. Die
Übung kann auch mit diagonalem Druck durchgeführt werden.
■ Durch die hoch intensive statische Bauchmuskelspannung (Halte-
arbeit) verstärkt sich das Risiko der Pressatmung. Atmen Sie regel-
mäßig weiter, gegebenenfalls mit einem flachen, kurzen Ausat-
men bei jeder Endkontraktion.

Gerader Crunch, Arme gestreckt nach hinten

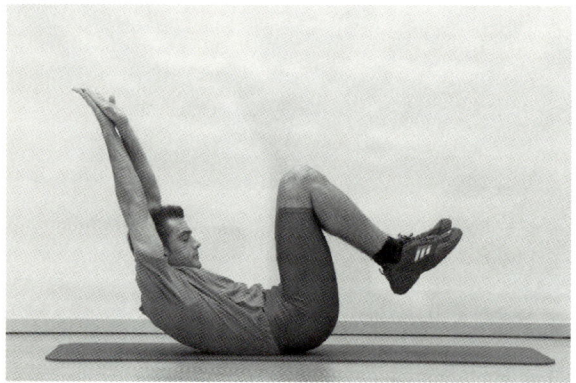

EFFEKTIVITÄT

■ Die Übung «Gerader Crunch, Arme gestreckt nach hinten» aktiviert den geraden Bauchmuskel sehr intensiv (Rangplätze 12, Tabelle «Gerader Bauchmuskel, oberer Anteil», s. S. 76f, und 10, Tabelle «Gerader Bauchmuskel, unterer Anteil», s. S. 78f). Die Aktivität der schrägen Bauchmuskeln fällt dagegen etwas ab (Rangplatz 20, Tabelle «Schräge Bauchmuskulatur», s. S. 79f).

■ Die Übung ist die intensivste Crunchvariante ohne Einsatz der Hüftbeugemuskulatur. Sie ist deshalb, wie auch die Varianten mit unterschiedlicher Armführung, für die meisten Personen mit Beschwerden im unteren Rücken unproblematisch und empfehlenswert.

■ Die in Verlängerung des Rumpfes nach hinten gestreckten Arme stellen einen langen Lastarm (Hebellänge) dar und machen die Übung so intensiv, dass sie für die meisten Trainingsanfänger zu schwer ist.

ÜBUNGSAUSFÜHRUNG

■ Ziehen Sie in Rückenlage die Beine so weit an, dass der Hüftwinkel 90° oder weniger beträgt, um den Einsatz der Hüftbeuger auszuschließen.

■ Heben Sie den Kopf und die Schultern vom Boden ab und rollen

Sie den Oberkörper langsam und kontrolliert ein, wobei Sie ihn so hoch wie möglich abheben. Vermeiden Sie ruckhafte und schwunghafte Bewegungen. Halten Sie als Fortgeschrittener die Bewegungsamplitude relativ klein und legen Sie Kopf und Schultern beim Zurücksenken des Oberkörpers nicht auf dem Boden ab.

- Atmen Sie bewusst aus, wenn Sie den Rumpf abheben, und atmen Sie ein, wenn Sie ihn senken. Vermeiden Sie Pressatmung.
- Die Intensität kann durch Veränderung der Armhaltung (Variation der Hebellänge) von schwer bis leicht variiert werden.

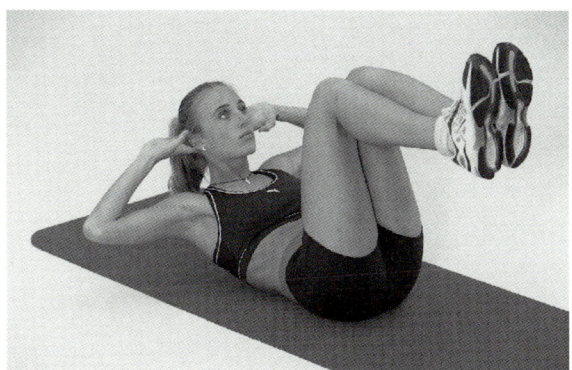

Gerader Crunch mit Händen an den Schläfen

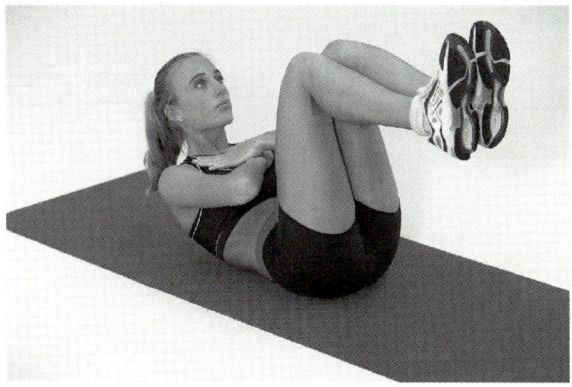

Gerader Crunch mit den Armen vor der Brust gekreuzt

VARIANTEN

- Die kürzere Lastarmlänge (Hebellänge) durch die veränderten Armhaltungen verringert die Intensität dieser Crunchvarianten im Vergleich zum Crunch mit lang nach hinten gestreckten Armen. Die Intensitätsminderung wird aber zum Teil durch eine höhere Aufbäumhöhe und eine dadurch stärkere Bauchmuskelkontraktion wettgemacht. Für die meisten Trainingsanfänger und Personen mit nur mittlerer Leistungsfähigkeit sind diese Crunchvarianten die geeigneten Trainingsübungen.

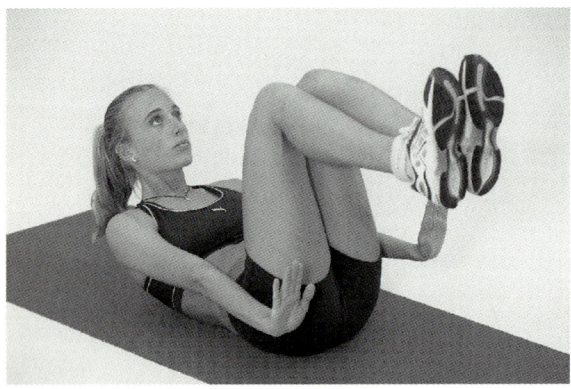

Gerader Crunch, Arme gestreckt nach vorne

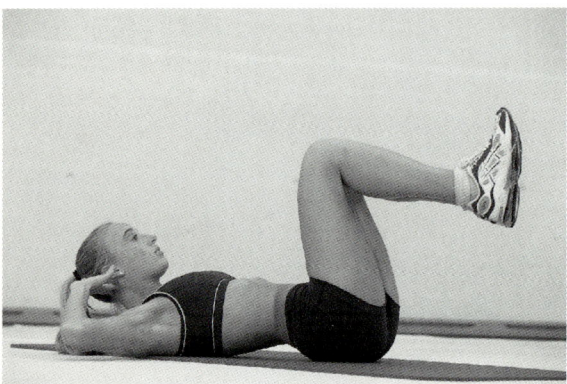

Gerader Crunch aus der Lendenlordose

HINWEISE

■ Die Übung mit aktiver Lordosierung (Hohlkreuzhaltung) in der
Ausgangsstellung oder mit Benutzung eines Lordosekissens muss
gesondert betrachtet werden: Wenn wir die Muskelentspan-
nungsphase, die durch die Vorlordosierung entsteht, in unseren
elektromyographischen Messergebnissen berücksichtigen, reduziert sich die durchschnittliche EMG-Aktivität der Übung. Bei
diesem Verfahren landete die Übung in der Top-30-Rangliste der
«Komplexwirkungen» (s. S. 81 f) auf Rangplatz 21. Werden jedoch
die Muskelentspannungsphasen bei der Auswertung weggelassen, zeigt sich, dass die aktive Crunchphase durch die Vorlordosierung intensiviert wird.

■ Eine Übungsausführung mit Vorlordosierung ist also durchaus
empfehlenswert, weil sie die aktive Phase der Bauchmuskelkontraktion verstärkt, die Bewegungsamplitude vergrößert und
zusätzlich die Bewegung des Beckenkippens schult.

Reverse Crunch (Crunch mit Anheben des Beckens)

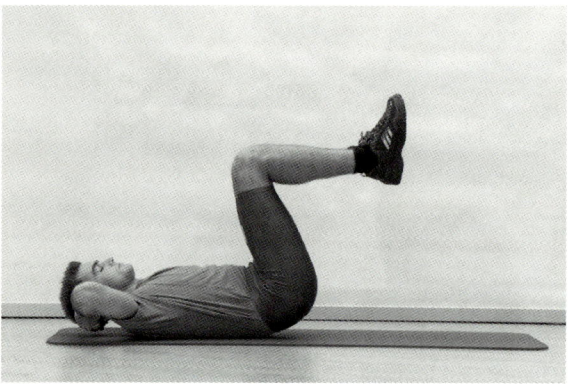

EFFEKTIVITÄT

■ Die Übung erreicht nur eine mittlere Intensivierung der Bauchmuskulatur. Auch der untere Anteil des geraden Bauchmuskels,
für den diese Übung üblicherweise durchgeführt wird, ist nicht
stärker aktiviert als bei geraden Crunchvarianten.

■ Der Reverse Crunch ist in erster Linie eine koordinativ anspruchsvolle Übung, die das aktive Aufrichten des Beckens schult.

ÜBUNGSAUSFÜHRUNG

■ Richten Sie in Rückenlage aktiv das Becken auf und schieben Sie
die Knie um einige Zentimeter nach oben, wobei das Becken
etwas abgehoben wird. Die Bewegungsamplitude ist sehr klein.

■ Heben Sie das Becken nur mit der Kraft der Bauchmuskulatur.
Rollen Sie nicht rückwärts und machen Sie keine ruckhaften oder
schwunghaften Bewegungen.

■ Halten Sie die Übung an der höchsten Position und versuchen Sie,
die Bewegungsamplitude durch Endkontraktionen zu vergrößern.

■ Atmen Sie kontinuierlich weiter und vermeiden Sie Pressatmung.

HINWEIS:

■ Als Lernhilfe hat es sich bewährt, die Knie nach oben in die Handfläche eines Partners zu drücken.

Total Crunch
(Heben des Beckens und des Oberkörpers)

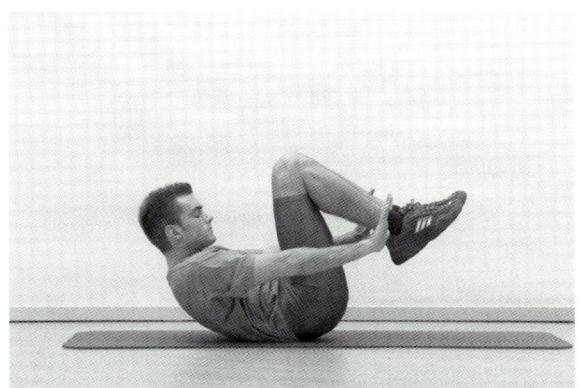

EFFEKTIVITÄT

■ Der «Total Crunch» ist eine Kombination von «Geradem Crunch» und «Reverse Crunch», wobei die Effektivität allerdings nicht besser ist als beim «Geraden Crunch».

■ Der «Total Crunch» ist aufgrund des Anhebens des Beckens und Einrollens des Oberkörpers eine koordinativ anspruchsvolle Übung.

ÜBUNGSAUSFÜHRUNG

■ Heben Sie zunächst das Becken an, halten Sie es angehoben (statischer «Reverse Crunch») und rollen Sie zusätzlich den Oberkörper ein.

■ Schulen Sie Ihr Koordinationsvermögen, indem Sie aus der höchstmöglichen Crunchstellung entweder den Oberkörper angehoben halten und das Becken im Wechsel senken und heben oder umgekehrt. Auch das gleichzeitige Bewegen von Oberkörper und Becken ist möglich.

■ Die weitgehend statische Übung erfordert besondere Beachtung einer kontinuierlichen Atmung.

Twisted Crunch (Gedrehter Crunch)

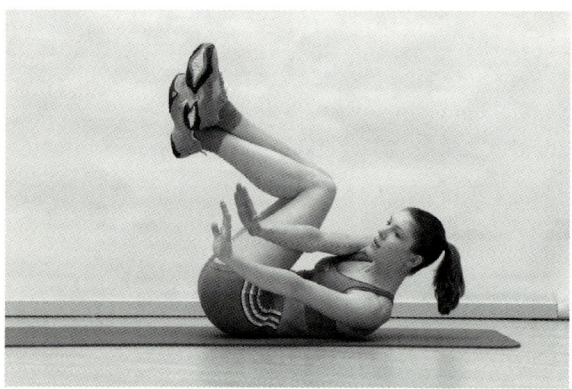

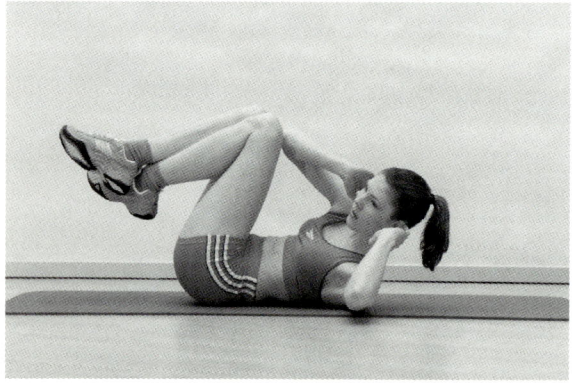

EFFEKTIVITÄT

- Alle bei der geraden Bauchmuskulatur beschriebenen Varianten des Crunch lassen sich auch mit einer Drehung verbinden. Sie werden so zu gedrehten Crunchvarianten, den so genannten Twisted Crunches.
- Ebenso wie gerade Crunchvarianten die schräge Bauchmuskulatur trainieren, aktivieren gedrehte Varianten auch die geraden Bauchmuskeln, da hier Kopf und Schultern angehoben und der Rumpf eingerollt werden müssen. Die Aktivierung des geraden Bauchmuskels ist dabei bei Drehungen nach links oder rechts etwa

gleich intensiv (vgl. Tabellen «Gerader Bauchmuskel, oberer Anteil», s. S. 76f, und «Gerader Bauchmuskel, unterer Anteil», s. S. 78f).

■ Gedrehte Crunches aktivieren immer die linke und die rechte Seite der schrägen Bauchmuskulatur zugleich, weil z. B. die Drehung nach links durch Anspannung des linken schrägen inneren Bauchmuskels sowie des rechten schrägen äußeren Bauchmuskels erfolgt und umgekehrt. Die elektromyographischen Messungen ergeben jeweils für den aktiven äußeren schrägen Bauchmuskel die höheren Werte, die sich auch in der Platzierung der gedrehten Crunches in der Rangliste für die schrägen Bauchmuskeln widerspiegeln (vgl. Tabelle «Schräge Bauchmuskulatur», s. S. 80f: Twisted Crunch nach links – Rangplatz 19, Twisted Crunch nach rechts – Rangplatz 29; die Messelektroden waren auf der rechten Seite der schrägen Bauchmuskeln platziert).

ÜBUNGSAUSFÜHRUNG

■ Verbinden Sie das Aufbäumen des Rumpfes mit einer Drehung, die Sie durch einen diagonalen Zug der Arme unterstützen.

■ Führen Sie die Übung langsam und kontrolliert aus, vermeiden Sie schwung- und ruckhafte Bewegungen. Atmen Sie beim Heben und Drehen des Oberkörpers aus und beim Rücksenken ein.

HINWEIS

■ Die intensivste Bauchmuskelübung für die schräge Bauchmuskulatur ist nicht der «Twisted Crunch», sondern das «Rumpfseitheben».

Abwechslung durch Crunchübungen mit dem Ball

Effektivität

■ Alle Übungen mit dem Ball leiten sich von der Grundübung «Gerader Crunch» ab. Insofern ist eine hohe Effektivität für die gerade und die schräge Bauchmuskulatur sowie eine gute Funktionalität gegeben.

Besonderheiten

■ Übungen mit dem Ball oder anderen Kleingeräten lenken vom Arbeitscharakter des Trainings ab, steigern die Trainingsmotivation und bieten eine Fülle abwechslungsreicher Varianten.

■ Als Alternative zum Gymnastikball können auch Luftballons, Zeitungsknäuel, Stäbe o. Ä. verwendet werden.

Zielgruppe

■ Die Übungen mit Ball sind besonders motivierend im Gruppentraining, z. B. in Rücken- oder speziellen Aerobic-Kursen und bei Ballsportlern, z. B. im Bauchmuskeltraining bei Volley- oder Fußballspielern mit dem Volley- oder Fußball. Zudem sind sie auch zur Abwechslung im Heimtraining zu empfehlen.

Allgemeine Übungsausführung

■ Die Übungshinweise entsprechen denen für alle anderen Crunches: Lendenwirbelsäule auf den Boden drücken, Kopf in Verlängerung des Rumpfes halten, regelmäßig atmen usw. Bei der Übungsbeschreibung wird daher im Wesentlichen nur noch auf die Ballführung eingegangen.

Crunchübungen mit Ball im Detail

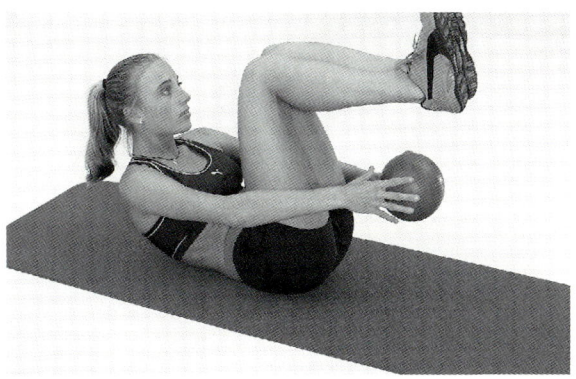

Lassen Sie den Ball um die Ober- oder Unterschenkel kreisen.

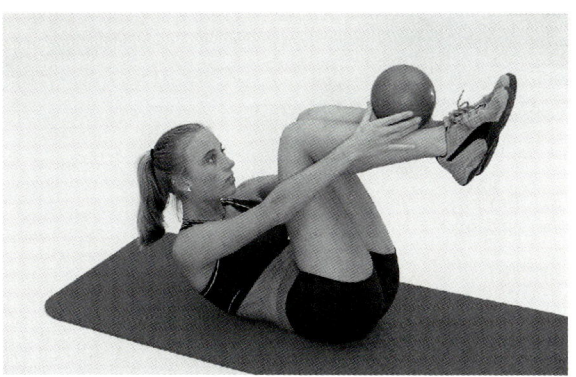

Legen Sie den Ball im Wechsel auf den Unterschenkeln
ab und holen Sie ihn wieder.

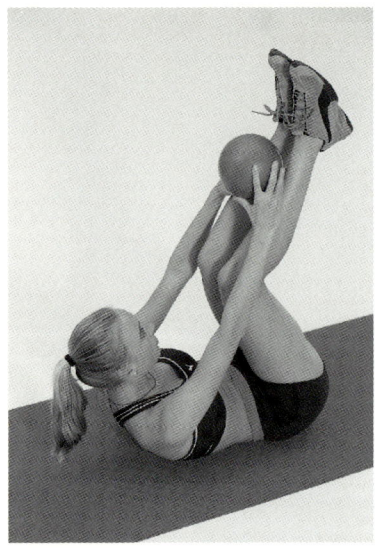 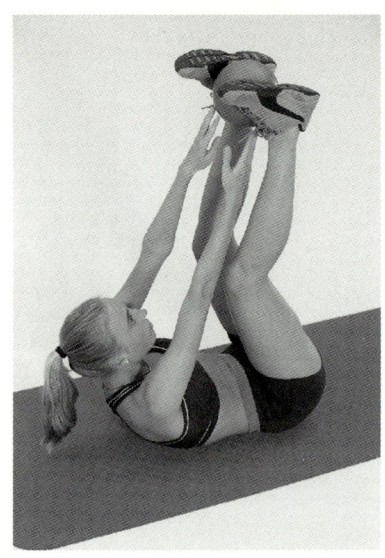

Die Beine sind locker gestreckt, der Hüftgelenkwinkel beträgt weniger als 90°. Legen Sie den Ball auf die Knie und rollen Sie ihn mit dem Aufbäumen des Rumpfes zu den Füßen; beim Absenken des Oberkörpers rollen Sie den Ball zu den Knien zurück.

Klemmen Sie den Ball nach dem Aufrollen zwischen die Füße und holen Sie ihn beim nächsten Mal wieder ab.

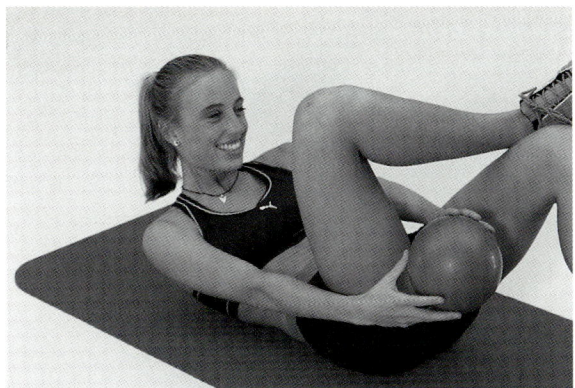

Schlagen Sie die Beine übereinander und lassen Sie den Ball in einer Acht um die Oberschenkel kreisen; anschließend Beinwechsel.

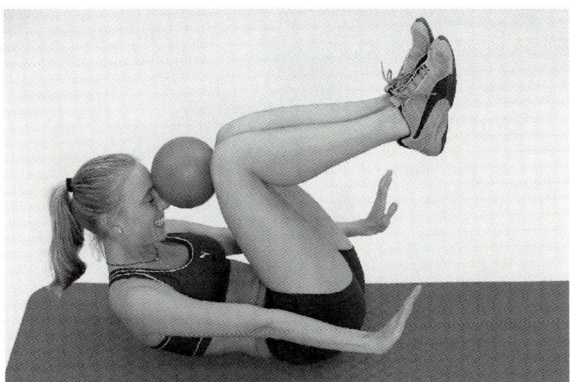

Ziehen Sie die Beine weit an den Körper heran, rollen Sie den Rumpf ein und fixieren Sie den Ball zwischen Knie und Stirn.

Hinweis: Diese statische Übungsvariante ist nicht für Personen mit Problemen an der Halswirbelsäule geeignet.

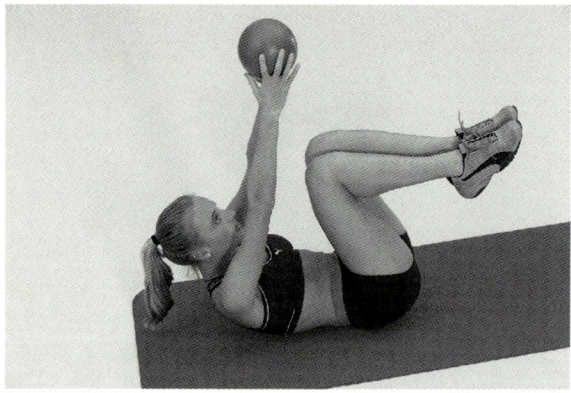

Heben Sie die Schultern vom Boden ab und strecken Sie den Ball mit den Händen in Richtung Decke. Versuchen Sie dabei, den Ball immer noch ein kleines Stückchen weiter in Richtung Decke zu bewegen.

Variante: Alternativ kann der Ball auch abgeworfen und wieder aufgefangen werden.

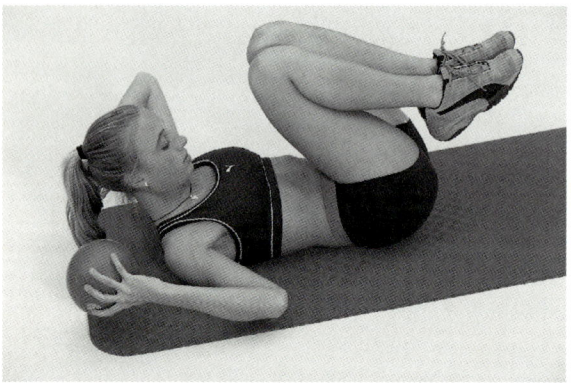

Rollen Sie den Ball um den Körper, hinter dem Gesäß vorbei und unter dem Nacken durch, ohne dass die Schultern abgelegt werden.

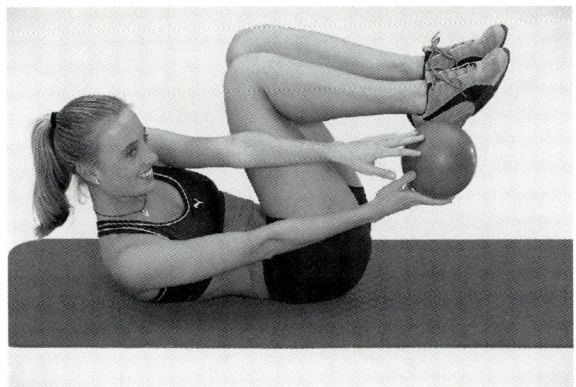

Versuchen Sie, mit dem Ball in beiden Händen die Fersen links bzw. rechts zu erreichen.

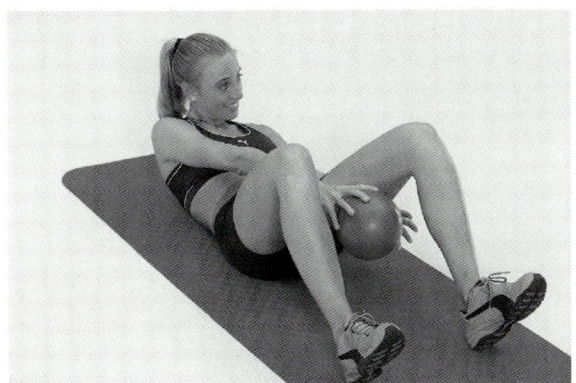

Stellen Sie die Füße schulterbreit nebeneinander auf und kreisen Sie den Ball in einer Acht um die Oberschenkel.

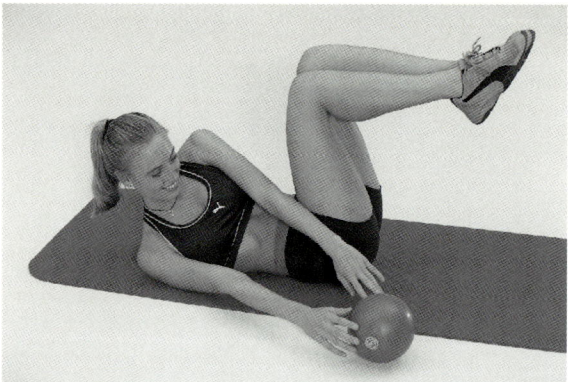

Rollen Sie den Ball im Wechsel mit beiden Händen so weit wie möglich rechts bzw. links schräg vom Körper weg. Beim Seitenwechsel rollen Sie den Ball hinter dem Gesäß her. Halten Sie die Lendenwirbelsäule am Boden.

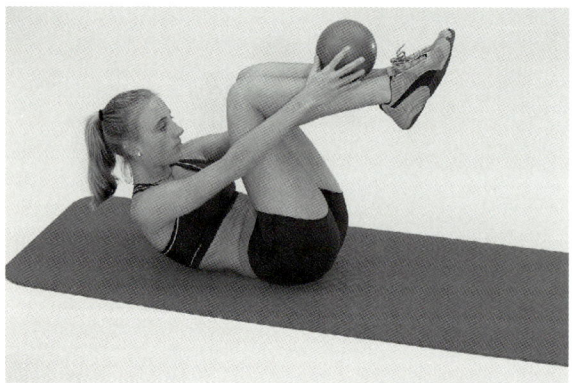

Rollen Sie zuerst den Ball mit beiden Händen nach rechts, dann legen
Sie ihn auf den Unterschenkeln ab. Beim nächsten Einrollen holen Sie
den Ball wieder ab und rollen ihn nach links, legen ihn danach wieder
auf den Unterschenkel ab usw.

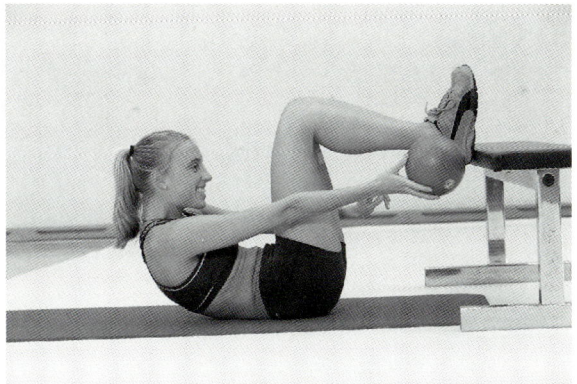

Stellen Sie die Füße an die Wand oder an eine Bank, nehmen Sie den Ball in eine Hand und versuchen Sie, mit dem Ball die Wand zu berühren.

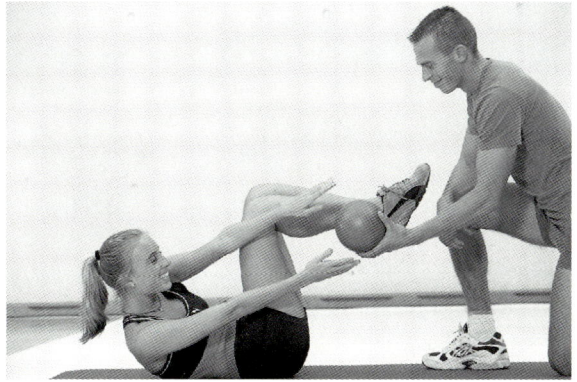

Ein Partner zeigt mit der Hand die Richtung an, in der Sie den Ball mit beiden Händen abholen und wieder übergeben sollen. Der Ball darf nur so weit weggehalten werden, dass Sie ihn ohne Abheben der Lendenwirbelsäule erreichen können.

Variante: Versuchen Sie, den Ball mit der verlängerten Ausatmung gegen den Partnerwiderstand wegzuschieben (statische Haltearbeit). Der Partner nimmt eine rückengerechte Position ein.

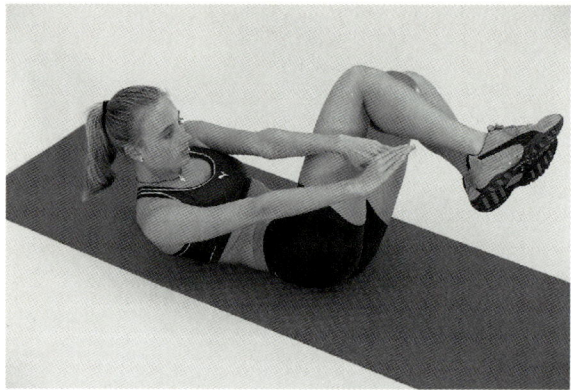

Fixieren Sie den Ball zwischen den Knien und legen Sie diese mit dem Ball schräg zur Seite. Schieben Sie nun mit beiden Händen eine imaginäre Wand gerade nach vorne weg.

Varianten: Unterschiedliche Armhaltungen.

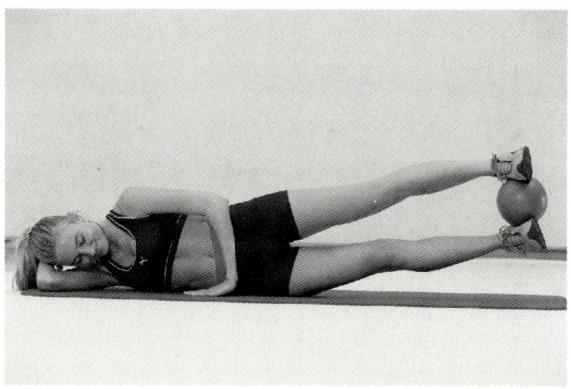

Sie liegen in Seitlage, der Arm stützt seitlich ab. Klemmen Sie den Ball zwischen die Füße und versuchen Sie, die Beine etwas vom Boden abzuheben.

Variante: Heben Sie zusätzlich den Rumpf ab (sehr schwer).

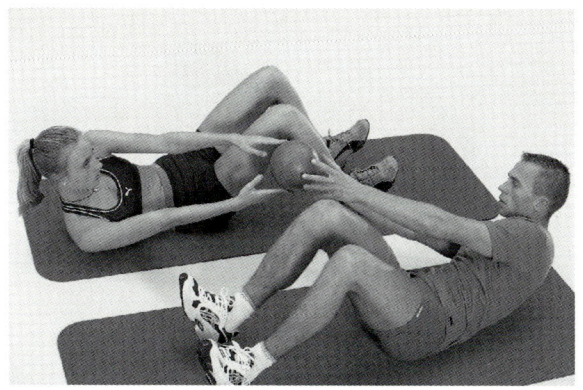

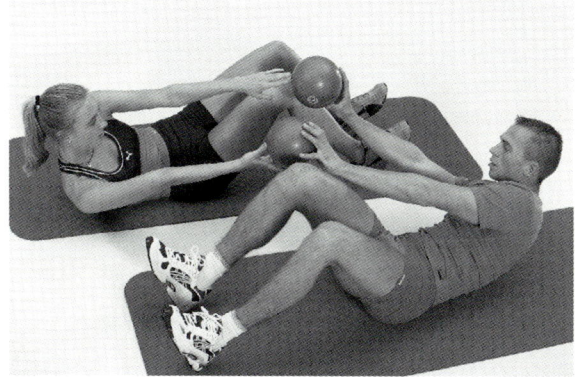

Partnerübung: Legen Sie sich etwas versetzt neben einen Partner. Übernehmen Sie den Ball mit beiden Händen, kreisen Sie ihn zweimal um die eigenen Oberschenkel und übergeben Sie ihn wieder.

Variante: Trainieren Sie mit zwei Bällen oder üben Sie nur Druck gegen den Ball aus (statisch).

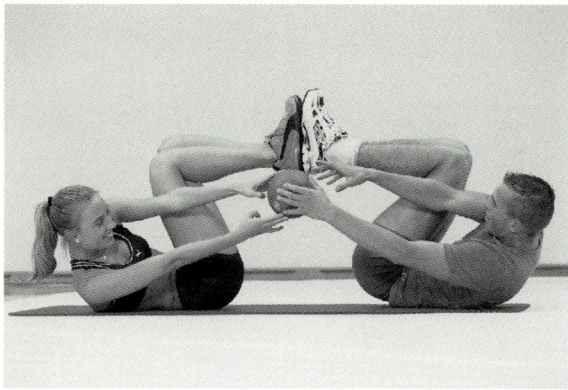

Partnerübung: Legen Sie sich einem Partner gegenüber, Füße gegeneinander. Übergeben Sie den Ball zwischen den Beinen oder links/rechts seitlich.

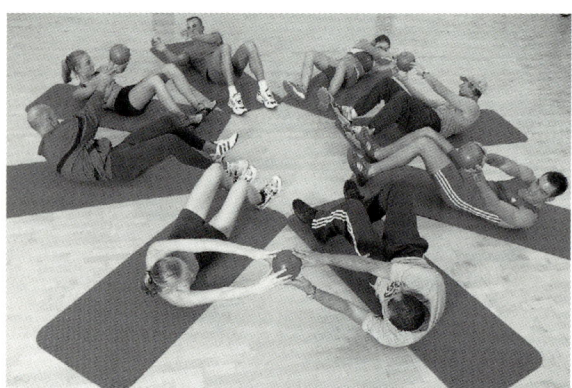

Gruppenübung: 4–8 Personen bilden einen Kreis, die Beine zeigen zur Kreismitte. Jeder zweite Partner hat einen Ball. Der Ball wird mit beiden Händen im Uhrzeigersinn übergeben und umgekehrt.

Sit-up/Crunch mit fixierten Beinen

Bauchmuskelübungen mit Fixierung der Beine wurden im gesundheitsorientierten Krafttraining sowie im Rehabilitationstraining bisher häufig grundsätzlich abgelehnt, weil dabei die «bösen Hüftbeugemuskeln»
(s. S. 57) stark aktiviert werden und weil angenommen wurde, dass die
Hauptlast von den Hüftbeugern übernommen und dadurch der Einsatz
der Bauchmuskeln reduziert würde. Diese Meinung ist heute einer dif-
ferenzierteren Bewertung gewichen. Auch unsere Messungen der Kon-
traktionsintensität der Bauchmuskulatur bei Übungen mit fixierten Beinen ergeben ein anderes Bild.

Das Wichtigste im Überblick

Effektivität

- Die Übungen der Gruppe «Sit-up/Crunch mit fixierten Beinen»
  belegen in der Gesamtrangliste («Komplexwirkungen», s. S. 81 f)
  die Plätze 2, 3, 4, 6 und 15. Sie gehören somit zu den intensivsten
  Bauchmuskelübungen.
- Übungen mit fixierten Beinen sind deshalb so intensive Übungen,
  weil durch die Fixierung der Beine und des Beckens ein fester An-
  satz für die Bauchmuskulatur geschaffen wird, wodurch sie ihre
  Kraft optimal entwickeln kann. Darüber hinaus müssen die Bauchmuskeln dem starken Zug der Hüftbeuger am Becken entgegen-
  wirken.

Besonderheiten

- Bei Übungen mit fixierten Beinen werden neben der Bauchmuskulatur auch die Hüftbeuger stark aktiviert. Dabei zeigt sich ein direk-
  ter Zusammenhang zwischen der Intensität des Hüftbeugereinsat-
  zes und der Aktivierung der Bauchmuskulatur. Die ersten 19 Plätze
  der Top-30-Gesamtrangliste («Komplexwirkungen») werden fast ausschließlich von Übungen mit starkem Hüftbeugereinsatz eingenom-

men. Ausnahmen sind nur die Übungen auf den Rangplätzen 9, 14 und 17. Das bedeutet: **Je stärker die Hüftbeuger aktiviert werden, desto intensiver wird auch die Bauchmuskulatur angespannt.**

- Der Einsatz der Hüftbeuger muss jedoch differenziert betrachtet werden: Zum einen bewirkt die Hüftbeugeraktivität einen Zug am Becken, was ohne Kompensation zu einer Beckenkippung nach vorne und einer Verstärkung der Lendenlordose führen würde. Die Bauchmuskeln müssen einen Gegenzug entwickeln, um der Beckenkippung entgegenzuwirken und um eine verstärkte Lordose der Lendenwirbelsäule zu verhindern. Dieses Gegenhalten bewirkt eine starke Kontraktion der Bauchmuskulatur und ist ein wesentlicher Grund für die hohe Effektivität von Bauchmuskelübungen mit fixierten Beinen (vgl. «Die guten Hüftbeuger», s. S. 60). Zum anderen besteht die Gefahr, dass die Bauchmuskeln nicht stark genug sind, um dem Zug der Hüftbeuger zu widerstehen. In diesem Fall wird das Becken durch den Zug der Hüftbeuger nach vorne gekippt und die Lendenwirbelsäule ins Hohlkreuz gezogen. Dies kann Beschwerden im unteren Rücken hervorrufen oder verstärken (vgl. «Die bösen Hüftbeuger», s. S. 57).

Zielgruppe

- Übungen mit fixierten Beinen sind nicht für jeden geeignet. Sie sind immer nur so lange akzeptabel und empfehlenswert, wie die Bauchmuskeln eine Beckenkippung durch Gegenzug erfolgreich verhindern können. Sobald der Zug der Hüftbeuger stärker ist als die Gegenspannung der Bauchmuskulatur, muss die Übung erleichtert, abgebrochen oder ganz weggelassen werden. Dies gilt für Leistungs- und Fitnesssportler in gleicher Weise.
- Personen, die bereits aufgrund einer zu starken Lordosierung der Lendenwirbelsäule unter Rückenschmerzen leiden, sollten Übungen mit starkem Hüftbeugereinsatz vermeiden.

Allgemeine Übungsausführung

■ Betonen Sie bei allen Übungen bewusst die Crunchbewegung. Dies ist bei Sit-ups/Crunches mit fixierten Beinen schwierig, weil der schwere Oberkörper und gegebenenfalls Zusatzlasten in der Schräglage (Schrägbank, Roman Chair, Hang) eine sehr hohe Last bedeuten.

■ Vermeiden Sie unbedingt die Kippung des Beckens nach hinten und eine Hohlkreuzbildung, die durch den starken Zug der Hüftbeuge-muskulatur auftreten können. Falls Ihre Bauchmuskulatur zu schwach ist, um dem Zug der Hüftbeuger erfolgreich zu widerste-hen, wählen Sie eine leichtere Variante oder ggf. eine Übung ohne Hüftbeugereinsatz.

Sit-up auf der Schrägbank mit 20 % Zusatzgewicht

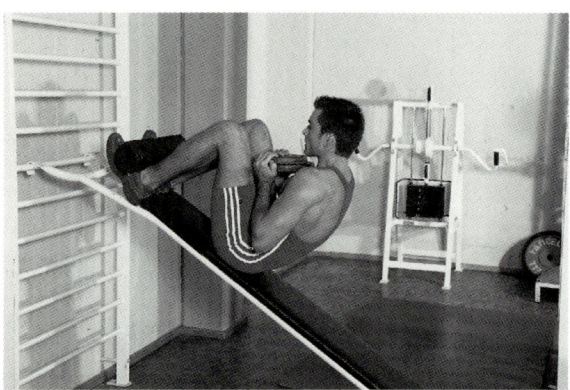

Sit-up auf der Schrägbank ohne Zusatzgewicht

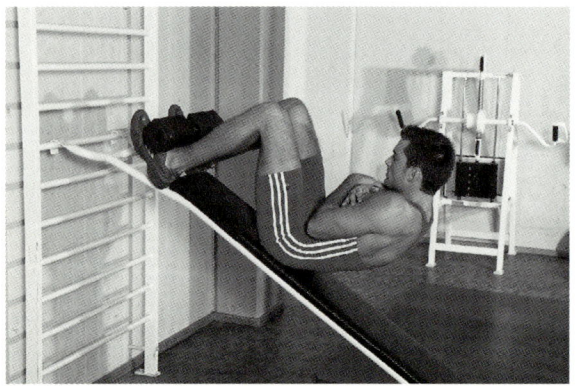

EFFEKTIVITÄT

■ Die Übung «Sit-up auf der Schrägbank mit 20 % Zusatzgewicht»
ist die intensivste der Varianten mit fixierten Beinen. In der Gesamtrangfolge («Komplexwirkungen», s. S. 81 f) nimmt sie Platz 2
ein und ist nur geringfügig weniger intensiv als die absolute
Top-Übung «Beineheben im Stütz, Beine gestreckt». Die Sit-up-

Variante auf dem Schrägbrett ohne Zusatzgewicht aktiviert die
Bauchmuskeln deutlich weniger; sie rutscht in der Gesamtrangliste auf Platz 6 ab.

ÜBUNGSAUSFÜHRUNG

- Wählen Sie einen Winkel der Schrägbank, der Ihrer Leistungsfähigkeit angemessen ist: flache Bankposition bei geringerer Leistungsfähigkeit, steile Bankposition bei guter Leistungsfähigkeit.
- Fixieren Sie die Füße unter der Rolle und beugen Sie die
  Beine an.
- Rollen Sie den Rumpf langsam nach vorne ein und heben Sie
  den Oberkörper in die maximale Sit-up-Position. Legen Sie den
  Oberkörper beim Rücksenken nicht vollständig ab, sondern
  bleiben Sie mit aufgerichtetem Becken in einer leichten Crunchhaltung.
- Atmen Sie kontinuierlich und erhöhen Sie die Intensität
  gegebenenfalls durch Zusatzgewichte (z. B. Gewichtsscheibe
  auf der Brust) und Endkontraktionen.

Crunch auf dem Roman Chair mit 20 % Zusatzgewicht

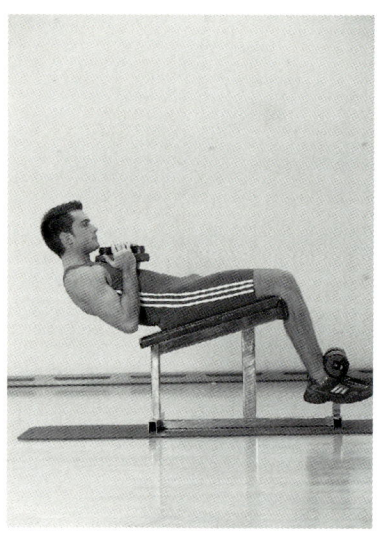

Crunch auf dem Roman Chair ohne Zusatzgewicht

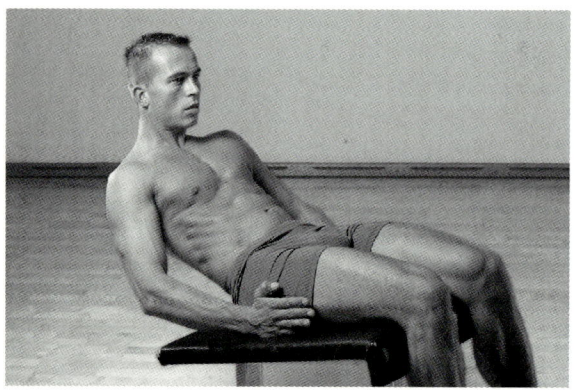

EFFEKTIVITÄT

■ Die Übung «Crunch auf dem Roman Chair mit 20 % Zusatzgewicht» nimmt in der Gesamtrangliste einen hervorragenden
3. Platz ein (gleichauf mit der ebenso intensiven Übung «Crunch

im Hang, Kopf nach unten», s. S. 81). Ohne Zusatzgewicht erweist
sich diese Übung als wesentlich weniger effektiv, was sich in
einem 15. Rang niederschlägt.

ÜBUNGSAUSFÜHRUNG

- Fixieren Sie im Sitz auf dem Roman Chair die Füße unter der
  Fixationsrolle.
- Beginnen Sie die Bewegung aus dem aufrechten Sitz. Richten Sie
  das Becken auf und machen Sie den Rücken rund. Senken Sie den
  Oberkörper in der Crunchposition langsam rückwärts. Beenden
  Sie die Bewegung bereits, bevor Sie eine waagerechte Oberkör-
  perposition erreichen.
- Führen Sie nun relativ kleine Crunchbewegungen aus. Vermeiden
  Sie es sowohl sich völlig aufzusetzen, weil in diesem Fall die
  Bauchmuskelspannung sehr stark abfällt, als auch sich ganz nach
  hinten abzulegen, weil Sie dann sehr leicht ins Hohlkreuz geraten.
- Atmen Sie kontinuierlich und erhöhen Sie gegebenenfalls die
  Intensität durch Zusatzgewichte, die Sie mit den Händen vor der
  Brust fixieren.

Crunch im Hang, Kopf nach unten

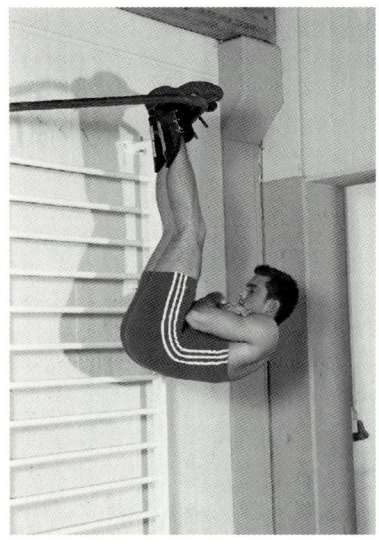

EFFEKTIVITÄT

- Diese Übung ist ein Kuriosum, das einigen wenigen Spezialisten vorbehalten bleibt. Man benötigt dazu spezielle feste Fußmanschetten mit Metallhaken (engl. «inversion boots») und eine Stange (z. B. Klimmzugstange), an der man sich mit dem Kopf nach unten aufhängen kann.
- Für ältere Menschen, Personen mit höherem Körpergewicht, Bluthochdruck oder mit nur mittlerer Leistungsfähigkeit ist diese Übung nicht geeignet. Das Hängen an den Füßen mit dem Kopf nach unten lässt das Blut in den Kopf fließen, was von vielen Menschen als unangenehm empfunden wird und für Personen mit Bluthochdruck gefährlich sein kann.
- Die Übung ist sehr intensiv und liegt gleichauf mit dem «Crunch auf dem Roman Chair mit 20 % Zusatzgewicht» auf dem 4. Platz der Gesamtrangliste (s. S. 81 f).

ÜBUNGSAUSFÜHRUNG

- Es ist bereits schwierig, in die hängende Ausgangslage zu kommen. Eine Sprossenwand oder andere Steighilfen sind hier hilfreich.
- Rollen Sie den Oberkörper im Hang ein und heben Sie den Rumpf in die höchstmögliche Position. Senken Sie den Oberkörper nicht bis in die gestreckte Hangposition, sondern behalten Sie die Crunchhaltung während der gesamten Übung bei.
- Erhöhen Sie gegebenenfalls die Intensität durch statisches Halten der höchsten Position oder Endkontraktionen.

Sit-up am Boden mit fixierten Beinen und 20 % Zusatzgewicht

Sit-up am Boden mit fixierten Beinen ohne Zusatzgewicht

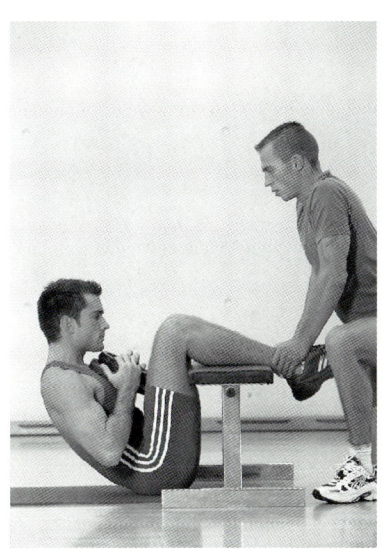 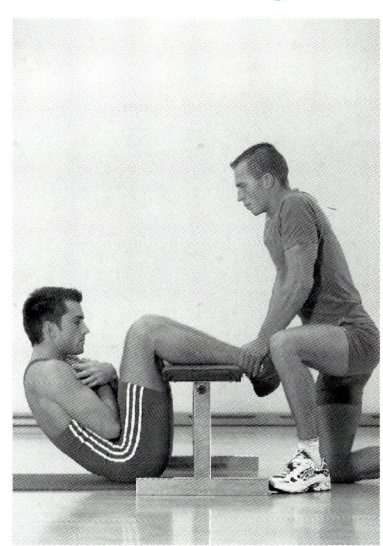

ÜBUNGSBESCHREIBUNG

■ Der «Sit-up am Boden mit fixierten Beinen und 20 % Zusatzge-wicht» erweist sich in der Gesamtrangfolge nur als geringfügig effektiver (Vorteile ergeben sich vor allem für die schrägen Bauchmuskeln) als der «Gerade Crunch, Arme gestreckt nach hinten» (Rangplatz 14, s. S. 81 f). Bei einer waagerechten Aus-gangsposition ist der Effektivitätsgewinn also gering. Der «Sit-up am Boden mit fixierten Beinen ohne Zusatzgewicht» ist sogar weniger effektiv als die Variante ohne Fixierung der Beine.

■ Unsere Messungen zeigen, dass es allgemein wenig sinnvoll ist, Sit-ups am Boden mit fixierten Beinen durchzuführen. Wir können deshalb auf eine detaillierte Beschreibung der Übungsausführung verzichten.

Beinhebeübungen

Beinhebeübungen können an der Sprossenwand, im Unterarmstütz, am Barren, im Sitz auf einem Stuhl, einer Bank, einem Hocker oder am Boden durchgeführt werden.

Das Wichtigste im Überblick

Effektivität

■ Beinhebeübungen mit gestreckten Beinen (langer Lastarm) im Hang oder im Stütz haben sich als die absoluten Top-Übungen sowohl für die gerade als auch die schräge Bauchmuskulatur erwiesen. Sie sind effektiver als Crunchvarianten, Bodendrückerübungen oder ein Gerätetraining. Dies ist vor allem auf die Stabilisierung des Beckens, das zum Heben der Beine erforderlich ist, zurückzuführen.

■ Das Beineheben im Hang ist in der Regel noch etwas effektiver als Beineheben im Stütz, da der Trainierende im Stütz den Lastarm durch Ausweichen des Gesäßes nach hinten verkürzen kann.

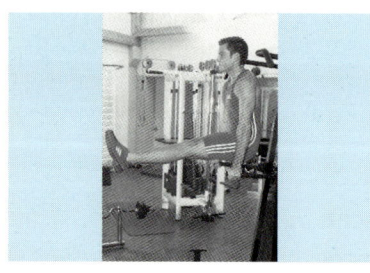

Beineheben im Stütz optimal

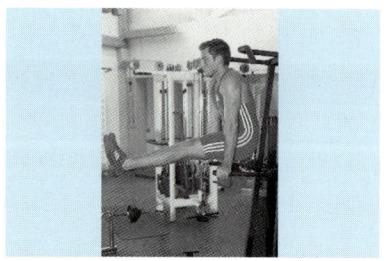

Beineheben im Stütz – mit Ausweichen des Gesäßes nach hinten

■ Eine Verringerung der Beanspruchung ist immer dann gegeben, wenn die Beine angebeugt werden und dadurch die Hebellänge verkürzt wird. Durch eine Veränderung der Beinlänge während eines

Trainingssatzes kann die Muskulatur maximal ausgereizt werden.
Wenn keine Wiederholung mit langen Beinen mehr möglich ist,
werden die Knie etwas gebeugt, bis der Muskel so erschöpft ist, dass
schließlich auch mit ca. 90° gebeugten Kniegelenken keine Wiederholung mehr möglich ist.

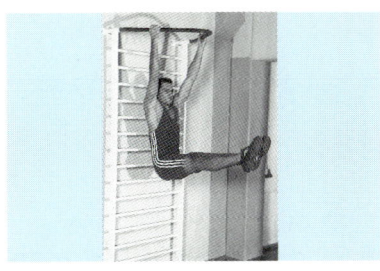

Beineheben mit gestreckten
Beinen

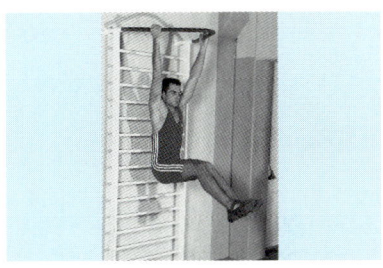

Beineheben mit halb gestreckten Beinen

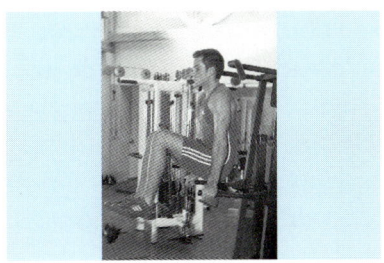

Beineheben mit gebeugten Beinen

- Beinhebeübungen, bei denen der Rücken abgestützt wird, sind
  weniger effektiv und leichter auszuführen als Übungen mit freiem
  Rücken. Dies gilt sowohl für die gerade als auch für die schräge
  Bauchmuskulatur, besonders für den unteren Teil des geraden
  Bauchmuskels.
- Beinhebeübungen am Boden (Schwebesitzvarianten) oder im Sitz
  sind deutlich weniger effektiv als die Übungen im Hang oder Stütz,
  da die Stabilisierung des Beckens durch die Bauchmuskulatur am
  Boden oder im Sitz nicht in gleichem Maße erforderlich ist.

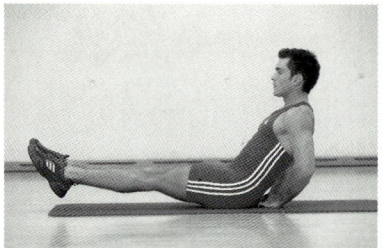 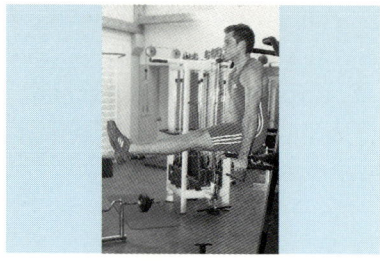

Schwebesitz   Beineheben im Stütz

- Endkontraktionen erhöhen die Aktivierung der Bauchmuskulatur zusätzlich, insbesondere dann, wenn die Endkontraktionen das Aufrichten des Beckens betonen.

Besonderheiten

- Bei allen Beinhebeübungen kommt es zu einem Einsatz der Hüftbeugemuskulatur, da die Beine angehoben werden und der Winkel im Hüftgelenk kleiner wird (Rumpf und Oberschenkel nähern sich an). Deshalb sind diese Übungen für Personen mit Beschwerden im unteren Rücken, einem ausgeprägten Hohlkreuz oder stark verkürzten Hüftbeugern nicht zu empfehlen.
- Bei Rückenbeschwerden während oder nach der Übungsausführung sollten Sie auf andere Bauchmuskelübungen (keine Beinhebeübungen) zurückgreifen.
- Aufgrund der starken Belastung besteht immer die Gefahr der Pressatmung.

Zielgruppe

- Beinhebeübungen sind vor allem für Personen mit kräftiger Bauchmuskulatur, ausgewogener Hüftbeuge- und Hüftstreckmuskulatur, aber auch für Sportler verschiedener Disziplinen (z. B. Turner, Sprinter) geeignet.

Allgemeine Übungsausführung

- Bevor die Beine angehoben werden, sollten Sie durch aktive Kontraktion der Bauchmuskulatur das Becken vorab aufrichten und stabilisieren, um mögliche negative Auswirkungen der Hüftbeuger-aktivität auf den unteren Rücken zu vermeiden. Wenn Sie das Becken während der Übungsausführung nicht mehr aufgerichtet halten können, brechen Sie die Übung ab.

- Die Belastungsintensität kann durch Veränderung der Kniegelenks-winkel variiert werden: gebeugte Kniegelenke, kurzer Lastarm –> geringere Belastung; gestreckte Kniegelenke, langer Lastarm –> sehr hohe Belastung.

- Die Übungsvarianten im Hang und im Stütz sind schwierig, da sie auch eine erhebliche Kraft in den Unterarmen (Griff) bzw. im Schultergürtel verlangen.

- Die Beine sollen nicht dynamisch gehoben und gesenkt werden, vor allem nicht schwunghaft. Beim schwunghaften Absenken kommt es zu einer starken exzentrischen (negativen) Arbeit der Hüftbeuge-muskulatur (Bremsstoß), was den unteren Rücken stark belastet. Optimal ist ein einmaliges Anheben und Halten der Beine in der Waagerechten, verstärkt durch Endkontraktionen mit Aufrichten des Beckens.

Die Übungen im Detail

Beineheben im Hang oder im Stütz, Beine gestreckt

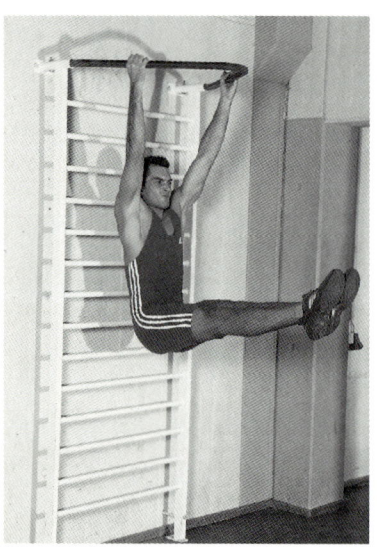 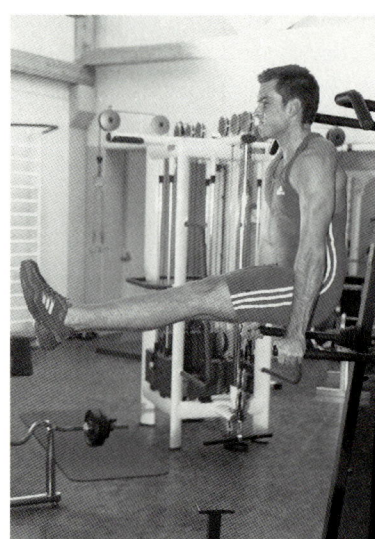

EFFEKTIVITÄT

■ Top-Übungen für die Gesamtrangfolge wie für die Rangfolge der geraden und schrägen Bauchmuskulatur (s. S. 81).

ÜBUNGSAUSFÜHRUNG

■ Spannen Sie die Bauchmuskulatur an und richten Sie das Becken auf. Heben Sie die gestreckten Beine ohne Schwung bis etwa in die Waagerechte. Halten Sie diese Position, so lange Sie können, und beugen Sie die Beine immer stärker, wenn Sie ermüden.

■ Bei dynamischem Training werden die Beine im Wechsel kontrolliert, mit kleiner Bewegungsamplitude etwas abgesenkt und wieder angehoben.

- Endkontraktionen, kleine Hebebewegungen der Beine in annähernd waagerechter Position mit Betonung der Beckenaufrichtung erhöhen die Intensität weiter.
- Vermeiden Sie Pressatmung, atmen Sie regelmäßig weiter.

HINWEIS

- Der starke Einsatz der Hüftbeuger führt zu einem starken Zug an der Lendenwirbelsäule; zusätzlich kann es zu einem Krampf des geraden Schenkelmuskels (M. rectus femoris) kommen. Deshalb ist die Variante mit gestreckten Beinen nur sehr gut trainierten Personen ohne Rückenprobleme zu empfehlen.

Beineheben im Hang oder Stütz, Beine gebeugt

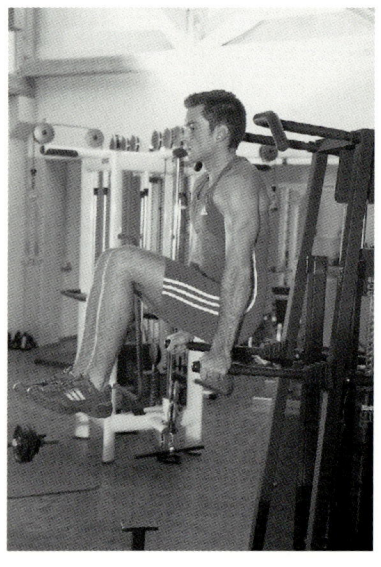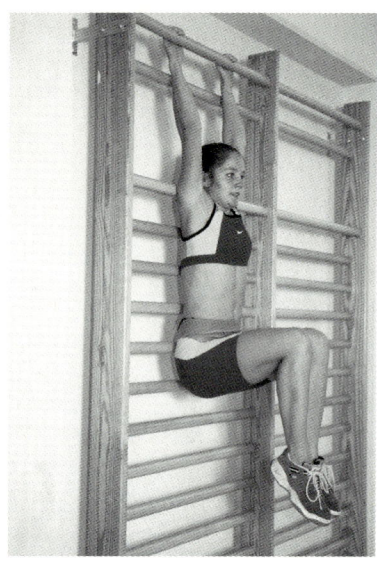

ohne Rückenabstützung   mit Rückenabstützung

EFFEKTIVITÄT

■ Je stärker die Beine gebeugt werden, desto mehr nimmt die
Intensität ab, da der Lastarm kürzer wird. Dennoch ist auch die
Übung mit gebeugten Beinen sehr intensiv.

ÜBUNGSAUSFÜHRUNG

■ Spannen Sie die Bauchmuskulatur an und richten Sie das Becken
auf. Heben Sie nun ohne Schwung die gebeugten Beine an,
bis die Oberschenkel etwa waagerecht sind, und halten Sie diese
Position.

■ Bei dynamischem Training werden die Beine kontrolliert im
Wechsel mit kleiner Bewegungsamplitude etwas abgesenkt und
wieder angehoben.

■ Das Abstützen des Rückens verringert die Beanspruchung
deutlich.

Beineheben im Hang gedreht

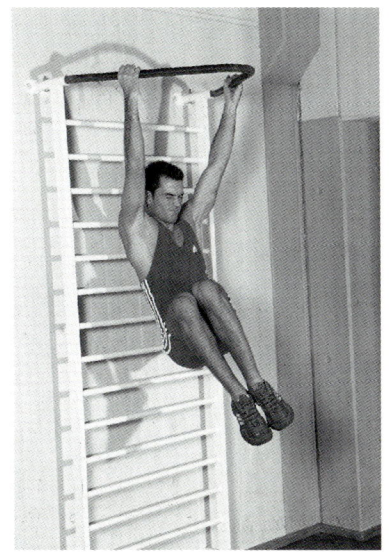
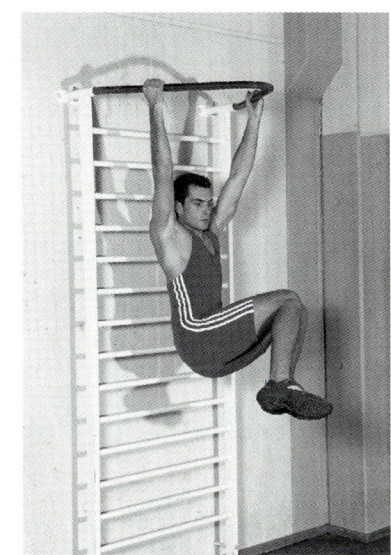

nach rechts   nach links

EFFEKTIVITÄT

■ Die Übung Beineheben im Hang kann auch mit gedrehter Bein-
führung durchgeführt werden. Da dies meistens nur mit gebeugten Beinen möglich ist, verkürzt sich der Lastarm. Die Übung ist
daher deutlich weniger intensiv als die Variante mit gestreckten
Beinen. Dies gilt auch für die schräge Bauchmuskulatur. Sie bleibt
aber dennoch eine hoch intensive Übungsvariante mit deutlich
höherer Aktivierung der Bauchmuskulatur als beim Crunch.

ÜBUNGSAUSFÜHRUNG

■ Wie bei der Übung «Beineheben im Hang oder Stütz mit gebeugten Beinen» (s. S. 138), allerdings mit Drehung der Beine nach
rechts und links.

Schwebesitzübungen auf dem Boden oder auf der Bank

EFFEKTIVITÄT

■ Schwebesitzübungen am Boden oder auf der Bank sind deutlich weniger intensiv als die Übungen Beineheben im Hang oder im Stütz bzw. Crunchvarianten.

ÜBUNGSAUSFÜHRUNG

■ Alle Varianten können mit oder ohne Abstützen der Hände durchgeführt werden.

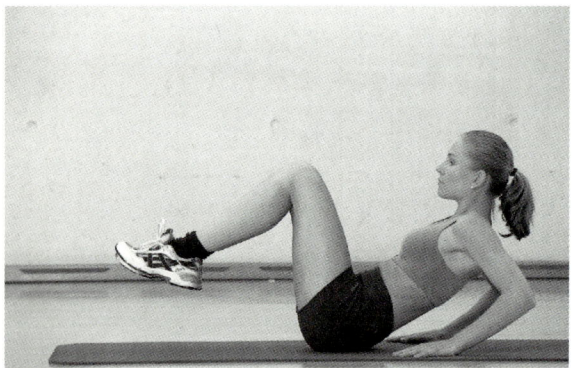

Die Beine vom Boden heben und im Wechsel beugen und strecken.

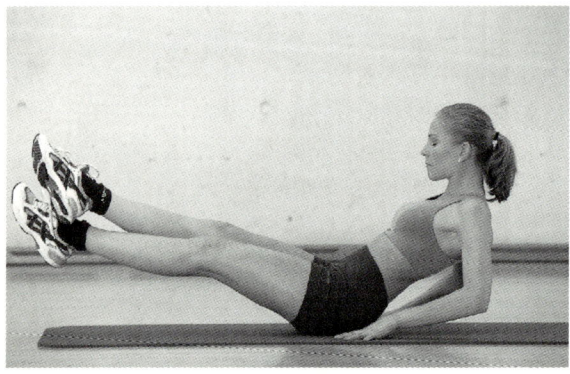

Die gestreckten Beine über dem Boden kreuzen.

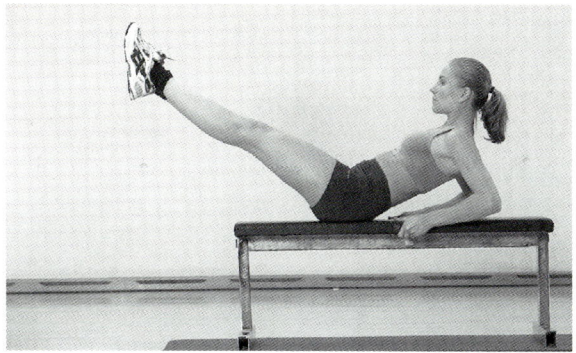

Mit den gestreckten Beinen Kreisbewegungen ausführen.

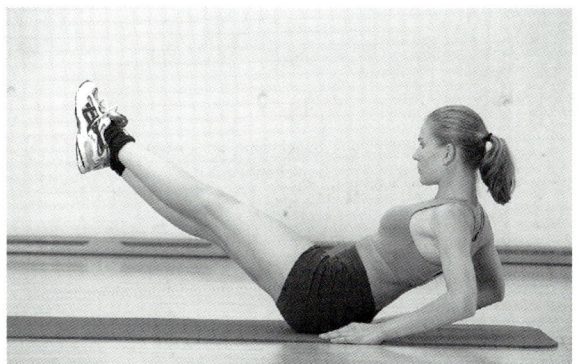

Mit den Beinen Zahlen oder Buchstaben in die Luft schreiben.

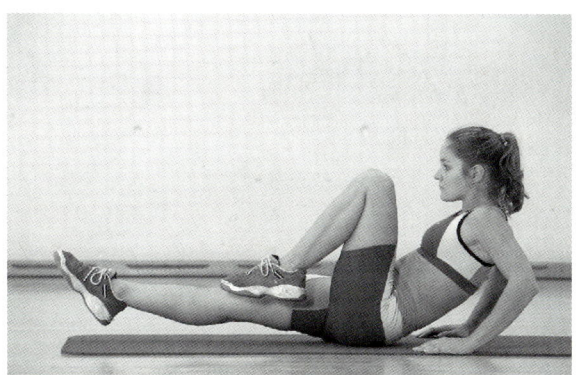

Radfahren – im Wechsel ein Bein strecken und anbeugen.

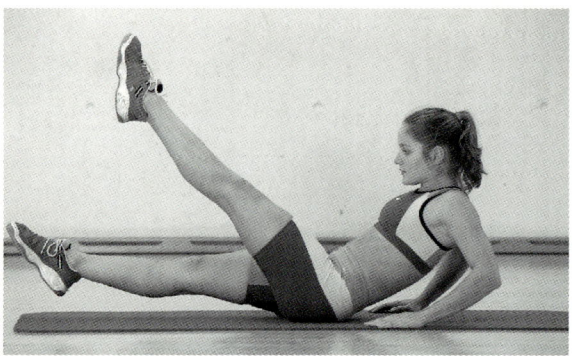

Die Beine im Wechsel gestreckt anheben und senken.

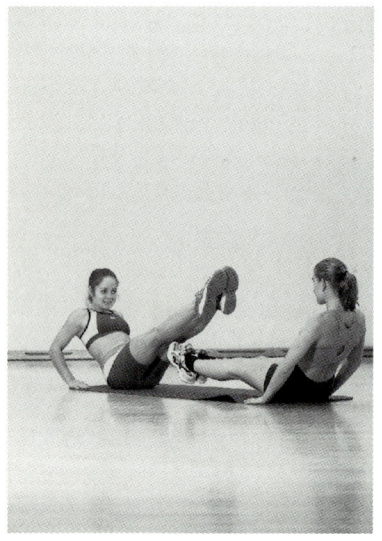

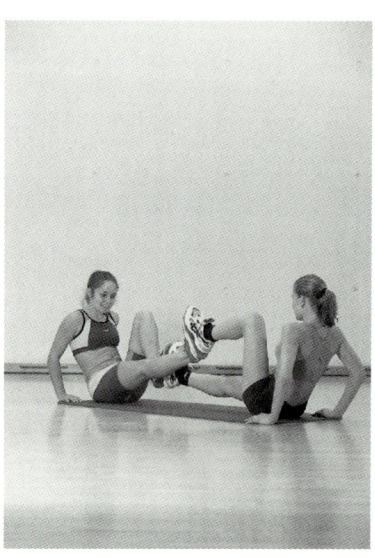

Zwei Partner legen sich gegenüber und kreisen die geschlossenen Beine übereinander.

Radfahren als Partnerübung
mit den Füßen gegeneinander.

Bodendrückerübungen

Effektivität

- Alle Bodendrückerübungen sind statische Übungsvarianten mit z. T. sehr hoher Aktivität für die gerade und je nach Ausführung auch für die schräge Bauchmuskulatur.
- Auch das Training mit der Abslide-Rolle, die aus der TV-Werbung bekannt ist, ist eine Bodendrückerübung. Sie wird bei den «Übungen an Maschinen und Geräten» (s. S. 163) dargestellt.
- Ein Abheben der Knie führt zu einer deutlichen Intensitätszunahme im Vergleich zur Übungsausführung mit aufgesetzten Knien. Der Bodendrücker mit abgehobenen Knien und Zug von den Füßen zu den Händen ist die intensivste Variante für die gerade und die schräge Bauchmuskulatur und nimmt in der Gesamtrangliste (s. S. 81) einen sehr guten 5. Platz ein.

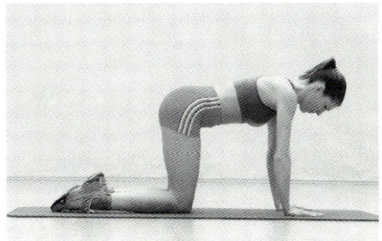 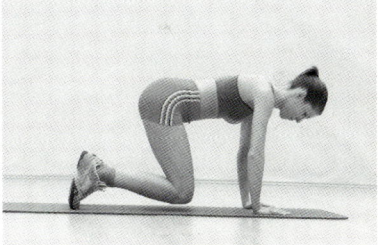

Bodendrücker mit aufgesetzten Knien

Bodendrücker mit abgehobenen Knien

- Bei aktivem Aufrichten des Beckens wird verstärkt der untere Teil der geraden Bauchmuskulatur aktiviert.
- Bei aufgesetzten Knien ist ein beidseitig durchgeführter Zug mit Knien und Händen wesentlich effektiver als ein einseitig diagonal ausgeführter Zug.

- Die Vergrößerung des Oberarm-Rumpf-Winkels (ORW) und des Hüftgelenkwinkels (HW) in der Bankstellung auf je ca. 130° führt zu einer deutlich stärkeren Aktivierung des geraden Bauchmuskels, vor allem des unteren Anteils. Die Veränderung des Oberarm-Rumpf-Winkels allein führt nicht zu besseren Resultaten.

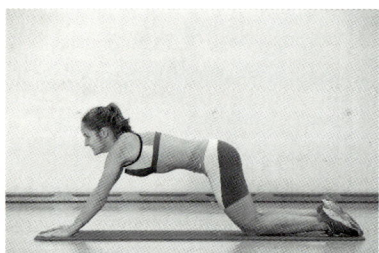

Oberarm-Rumpf-Winkel und Hüftgelenkwinkel = ca. 130°

Besonderheiten

- Aufgrund der statischen Ausführung besteht immer die Gefahr der Pressatmung. Atmen Sie deshalb regelmäßig weiter.
- Bei allen Bodendrückerübungen mit Zug kommt es aufgrund der Zugbewegung der Hände zu den Knien bzw. den Füßen zu einer Aktivierung der Hüftbeugemuskulatur. Die Intensität der Zugbewegung sollte so dosiert werden, dass die Kraft der Bauchmuskulatur ausreicht, das Becken leicht aufzurichten und den unteren Rücken gerade oder leicht gerundet zu halten. Auch Personen mit einem verstärkten Hohlkreuz können Bodendrückerübungen mit Zug ausführen, wenn sie die Zugkraft entsprechend gering dosieren.

Zielgruppe

- Die Übung ist vor allem auch Personen zu empfehlen, die bei den Crunchvarianten Hals- oder Nackenbeschwerden oder Probleme im unteren Rücken haben.

Allgemeine Übungsausführung

- Die Bodendrückerübungen können in Bankstellung, im Unterarmstütz oder in Rückenlage durchgeführt werden.

- Achten Sie bei der Übungsausführung darauf, dass der Kopf in Verlängerung der Wirbelsäule ist (nicht in den Nacken legen, sondern Blick zum Boden).
- Die Ellbogen sind leicht gebeugt. Bei Problemen in den Handgelenken können Sie sich auch auf den Unterarmen abstützen.

Training

- Die Zeitdauer einer Haltephase sollte mindestens 10 bis maximal 45 Sekunden (Muskelaufbau) betragen. Nach einer Pause können weitere Serien durchgeführt werden.
- Die Belastung kann auch unabhängig von der Zeitdauer beendet werden, und zwar dann, wenn Sie mit zunehmender Ermüdung die Belastung als schwer empfinden.
- Sollte bei Ihnen ein Muskelkrampf auftreten, reduzieren Sie die Intensität oder brechen Sie die Serie ab.

Bodendrücker mit aufgesetzten Knien und diagonalem Zug

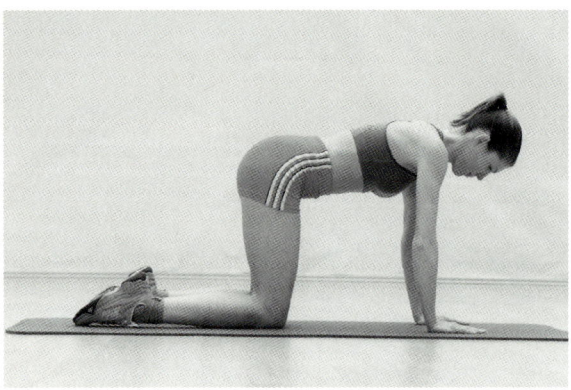

EFFEKTIVITÄT

■ Die Übung ist eine leichte Variante für Einsteiger mit vergleichs- weise nur geringer Aktivierung der Bauchmuskulatur.

ÜBUNGSAUSFÜHRUNG

■ Drücken Sie mit der linken Hand und dem rechten Knie in den Boden; ziehen Sie Hand und Knie diagonal aufeinander zu und umgekehrt im Wechsel.

Bodendrücker mit aufgesetzten Knien und parallelem Bodenzug

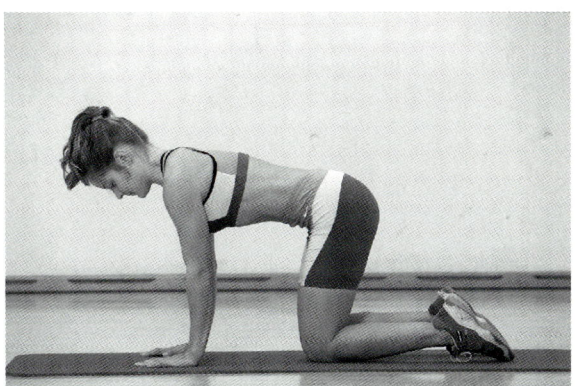

EFFEKTIVITÄT

■ Die Übung ist bei starkem Zug eine effektive Bauchmuskelübung.

ÜBUNGSAUSFÜHRUNG

■ Drücken Sie beide Hände und Knie in den Boden und ziehen Sie gleichzeitig die Hände und Füße zueinander. Sie können den Zug sehr leicht individuell dosieren.

Bodendrücker mit abgehobenen Knien und parallelem Zug

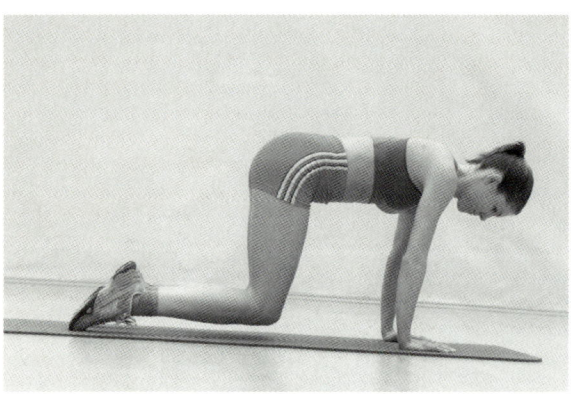

EFFEKTIVITÄT

■ Dies ist eine hoch intensive Übung für gut Trainierte, die in der Gesamtrangliste (s. S. 81f) einen sehr guten 5. Rangplatz einnimmt. Sie aktiviert vor allem den unteren Anteil des geraden Bauchmuskels und die schrägen Bauchmuskeln sehr effektiv.

ÜBUNGSAUSFÜHRUNG

■ Drücken Sie Hände und Fußrücken so in den Boden, dass die Knie 2–3 Zentimeter vom Boden gehoben werden können. Stabilisieren Sie diese Position. Zur Verstärkung des Bauchmuskeleinsatzes können die Hände und Füße zusätzlich parallel und gleichzeitig aufeinander zu gezogen werden. Sie können den Zug leicht individuell dosieren.

Bodendrücker mit aufgesetzten oder abgehobenen Knien und großem Hüft- und Oberarm-Rumpf-Winkel

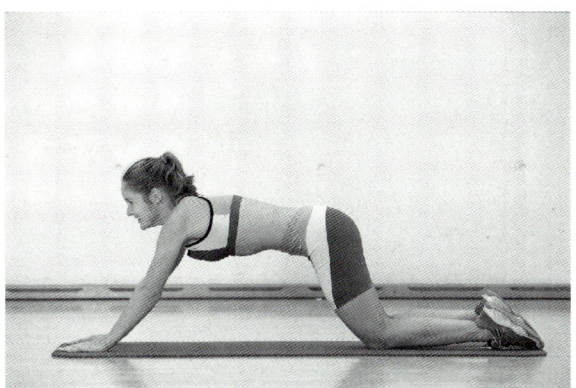

EFFEKTIVITÄT

■ Der Hüftwinkel und Oberarm-Rumpf-Winkel beträgt in dieser Ausgangsstellung ca. 130° (anstatt 90° bei der Standardvariante). Diese vergrößerte Winkelstellung führt zu einer deutlich höheren Bauchmuskelaktivierung und macht aus der Übung eine absolute Top-Übung.

ÜBUNGSAUSFÜHRUNG

■ Drücken Sie beide Hände und Knie in den Boden und ziehen Sie sie gleichzeitig parallel aufeinander zu oder heben Sie zusätzlich noch die Knie 2–3 Zentimeter vom Boden ab.

Bodendrücker in Rückenlage

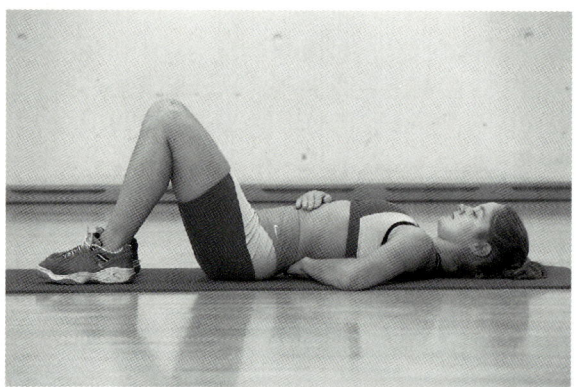

EFFEKTIVITÄT

- Da die Übung nicht so intensiv ist, ist sie vor allem Trainingseinsteigern mit weniger guter Bauchmuskulatur zu empfehlen.

ÜBUNGSAUSFÜHRUNG

- Legen Sie eine Hand unter den unteren Rücken, die andere Hand
liegt auf dem Bauch.
- Üben Sie mit dem unteren Rücken Druck gegen die auf dem
Boden liegende Hand aus, indem Sie die Bauchmuskulatur mit der
Ausatmung anspannen. Lösen Sie die Anspannung bei der Einat-
mung. Sie können die Anspannungsphase durch eine verzögerte
Ausatmungsphase verlängern.

Bodendrücker in Seitlage

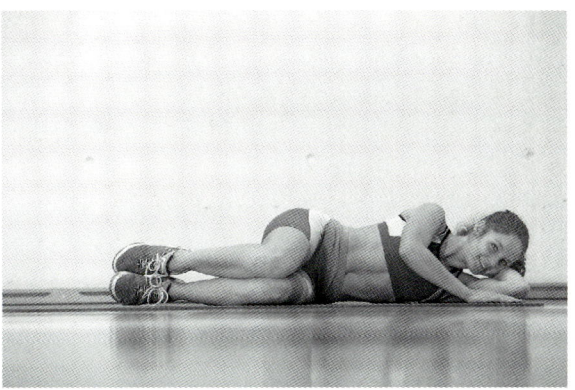

EFFEKTIVITÄT
- Aufgrund der geringen Intensität wird diese Übung eher Trainingsanfängern oder speziellen Zielgruppen (z. B. stark Übergewichtigen, Schwangeren etc.) empfohlen.

ÜBUNGSAUSFÜHRUNG
- Drücken Sie Knie und Füße in der Seitlage mit der Ausatmung seitlich fest in den Boden. Lösen Sie die Anspannung bei der Ausatmung.

Übungen an Maschinen und Geräten

Die meisten Hersteller von Kraftmaschinen bieten für das Bauchmuskeltraining auch Großgeräte an, die den Crunch, den Reverse-Crunch und die Rotation des Rumpfes gegen Gewichtsbelastung in verschiedenen Körperpositionen (im Stand, im Sitz und im Liegen) ermöglichen. Aufgrund der konstruktiven Unterschiede der Maschinen verschiedener Hersteller sind die von uns mit Hilfe elektromyographischer Messungen ermittelten Intensitätswerte und Übungsrangfolgen möglicherweise nicht für alle Gerätetypen völlig identisch. Große Unterschiede sind dennoch nicht zu erwarten, weil die Bewegungsabläufe und die Möglichkeiten, einen Gewichtswiderstand einwirken zu lassen, begrenzt sind.

Zusätzlich zu den Kraftmaschinen haben wir die Effektivität von drei Heimgeräten, die vor allem aus der Fernsehwerbung bekannt sind, überprüft: die Crunchvariante am Aufroll-Gerät, eine statische Übung mit der Abflex-Presse und eine Bodendrücker-Variante mit der Abslide-Rolle.

Das Wichtigste im Überblick

Effektivität

- Die Geräte und Maschinen sind sehr unterschiedlich, sodass die Effektivität der entsprechenden Übungen stark variiert.
- Die Übung «Crunch im Sitz am Seilzug von hinten» (s. S. 157) führt die Rangliste der maschinengestützten Übungen unangefochten an. Allerdings aktiviert die Top-Übung aller Bauchmuskelübungen, das Beineheben im Stütz / Hang mit gestreckten Beinen, die Bauchmuskulatur wesentlich intensiver. Auch die meisten Sit-up-Varianten mit fixierten Beinen und starkem Einsatz der Hüftbeuger sind laut Gesamtrangfolge (s. S. 81 f) intensivere Übungen. Es muss jedoch berücksichtigt werden, dass diese Spitzenübungen nur von gut trainierten Athleten ausgeführt werden können.

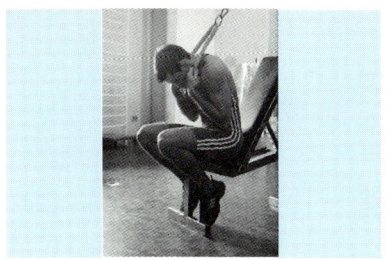

Crunch im Sitz am Seilzug von hinten

■ Die Übungen an Großgeräten, «Gerader Crunch an der Maschine im
Liegen», «Gerader Crunch an der Maschine im Sitz» und «Reverse
Crunch an der Maschine» sowie der «Crunch im Kniestand am Seilzug von vorne» erreichen eine sehr gute Effektivität, die ebenso
hoch ist wie die der besten freien Crunchvariante «Crunch mit nach
hinten gestreckten Armen». Sie weisen jedoch eine deutlich geringere Effektivität auf als die Übung «Crunch im Sitz am Seilzug von
hinten».

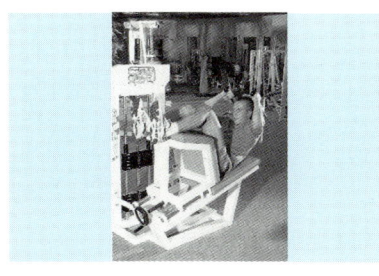

Gerader Crunch an der Maschine
im Liegen

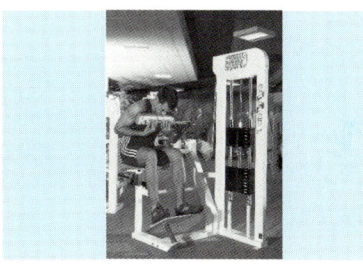

Gerader Crunch an der Maschine
im Sitz

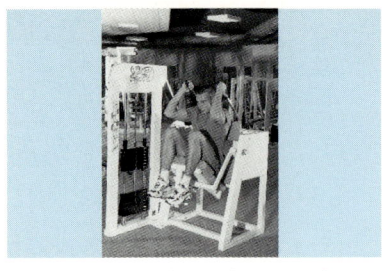 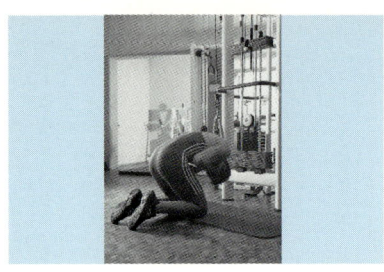

Reverse Crunch an der Maschine | Crunch im Kniestand am Seilzug von vorne

■ Die Heimgeräte Abslide-Rolle, Aufroll-Crunch-Gerät und Abflex-Presse aktivieren die Bauchmuskulatur um etwa 25 % weniger als die kraftmaschinengestützten Übungen. Die Abslide-Effektivität entspricht bei normaler Übungsausführung etwa der des «Geraden Crunch mit nach vorne gestreckten Armen» (s. S. 81). Aber Vorsicht: Die Abslide-Übungen können den unteren Rücken stark belasten! Die Abflex-Presse fällt gegenüber dem Abslide und dem Aufrollgerät noch einmal deutlich ab (wesentlich geringere Aktivität). Die Wirkungen, die mit diesen Heimgeräten erzielt werden, können durch Übungen ohne Geräte (z. B. Crunchvarianten) ebenso erreicht werden.

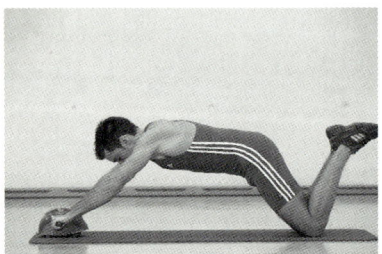 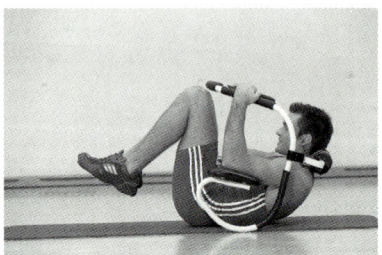

Abslide-Rolle | Aufroll-Crunch-Gerät

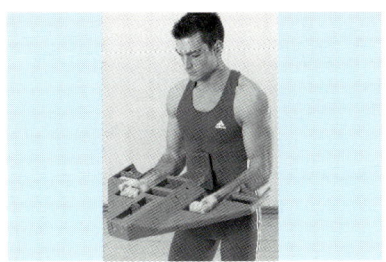
Abflex-Presse

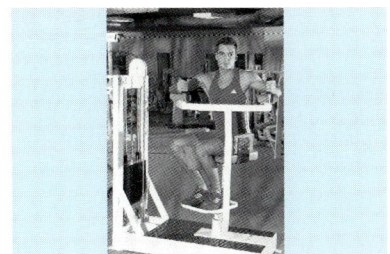
Twister

■ Absolutes Schlusslicht der Geräte-Übungsranglisten ist die Twister-Maschine. Sie aktiviert den geraden Bauchmuskel fast überhaupt nicht und erreicht überraschenderweise auch für die schräge Bauchmuskulatur nur eine sehr geringe Aktivierung, die ca. 80 % geringer ist als bei der Übung «Gerader Crunch, Arme gestreckt nach hinten» (s. S. 81). Sie sollten auf ein Training mit dieser weitgehend unwirksamen Maschine verzichten.

Besonderheiten

■ Ein effektives Bauchmuskeltraining benötigt eigentlich keine Maschinen – es gibt zahlreiche Übungen ohne Geräte, die ein ebenso wirksames oder sogar deutlich wirksameres Training sicherstellen. Kraftmaschinen und Geräte besitzen jedoch Aufforderungscharakter und animieren die Menschen im Fitnessstudio oder zu Hause möglicherweise stärker zum Bauchmuskeltraining als nur eine Matte oder der Teppichboden.

■ Kraftmaschinen für die Bauchmuskulatur aktivieren häufig auch die Hüftbeuger, um die gewählten Gewichte zu bewältigen. Die zusätzliche Anspannung der Hüftbeuger ermöglicht einerseits den Einsatz schwerer Gewichte, was in der Folge die Aktivität der Bauchmuskulatur erhöhen kann, andererseits kann ein starker Hüftbeugereinsatz für Personen mit Beschwerden im unteren Rücken auch problematisch sein.

Allgemeine Übungsausführung

- Es ist empfehlenswert, alle Bauchmuskelübungen an Maschinen zunächst mit sehr geringen Lasten auszuführen, um das korrekte Bewegungsgefühl zu entwickeln. Andernfalls besteht die Gefahr, schwere Gewichte vornehmlich durch das Beugen der Hüftgelenke und den Einsatz der Hüftbeugemuskeln zu bewältigen und das Einrollen des Rumpfes (Crunch) zu vernachlässigen.

- Bei allen crunchähnlichen Übungsvarianten erhöhen Endkontraktionen in der stärksten Einrollposition des Rumpfes die Übungsintensität erheblich. Sie können entweder in der maximalen Crunchposition eine oder mehrere Endkontraktionen ausführen und dann wieder in die Ausgangsstellung zurückkehren oder den gesamten Trainingssatz mit ununterbrochenen Endkontraktionen absolvieren. Diese hoch intensive Trainingsvariante ist vor allem für Fortgeschrittene geeignet.

- Crunches sind Übungen mit geringer Bewegungsamplitude und großen statischen Bewegungsanteilen (Halteübungen). Es ist deshalb besonders wichtig, während der Übung kontinuierlich weiterzuatmen und Pressatmung zu vermeiden. Bei Endkontraktionen ist die Atmung erschwert: Atmen Sie am besten in kurzen flachen Zügen, wobei bei jeder Endkontraktion ausgeatmet wird.

Crunch im Sitz am Seilzug von hinten

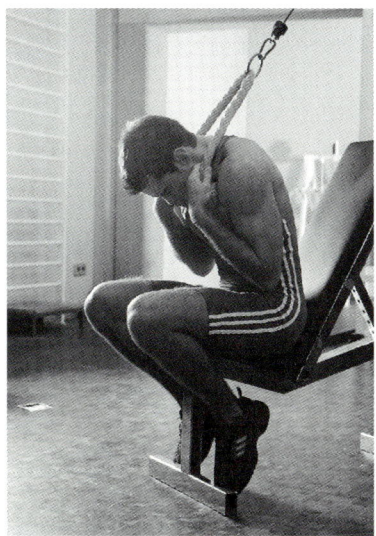

EFFEKTIVITÄT

■ Dies ist nach unseren EMG-Messungen die intensivste Übung an Maschinen für alle drei gemessenen Anteile der Bauchmuskulatur (oberer und unterer Anteil des geraden Bauchmuskels sowie schräge Bauchmuskulatur).

ÜBUNGSAUSFÜHRUNG

■ Fixieren Sie im Sitz auf einer Schrägbank die von hinten kommenden Seilenden mit beiden Händen fest vor der Brust.

■ Rollen Sie den Rumpf nach vorne ein (Crunch-Bewegung), ohne die Hüftgelenke zu beugen.

■ Atmen Sie kontinuierlich weiter.

■ Erhöhen Sie gegebenenfalls die Intensität durch Endkontraktionen.

Crunch im Kniestand am Seilzug von vorne

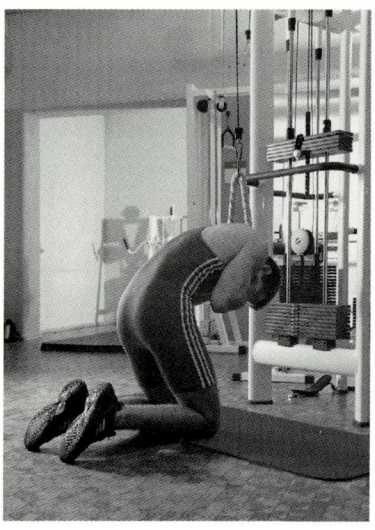

EFFEKTIVITÄT

■ Die Intensität hängt stark von der technischen Ausführung ab. Es besteht die Gefahr, das Körpergewicht beim Herabziehen des Seiles stark einzusetzen und damit die Hüftgelenke zu beugen und die Crunch-Bewegung zu vernachlässigen, was zu einem Aktivierungsverlust der Bauchmuskulatur führen kann.

ÜBUNGSAUSFÜHRUNG

■ Knien Sie sich auf eine Matte, ein Polster oder ein zusammengelegtes Handtuch.

■ Fixieren Sie im Kniestand frontal vor dem Seilzuggerät die von oben kommenden Seilenden mit beiden Händen fest vor der Brust.

■ Rollen Sie den Rumpf nach vorne ein (Crunch-Bewegung), ohne das Gewicht durch die Beugung der Hüftgelenke und den Einsatz des Körpergewichtes herabzuziehen.

■ Atmen Sie kontinuierlich weiter.

■ Erhöhen Sie gegebenenfalls die Intensität durch Endkontraktionen.

Gerader Crunch an der Maschine im Liegen

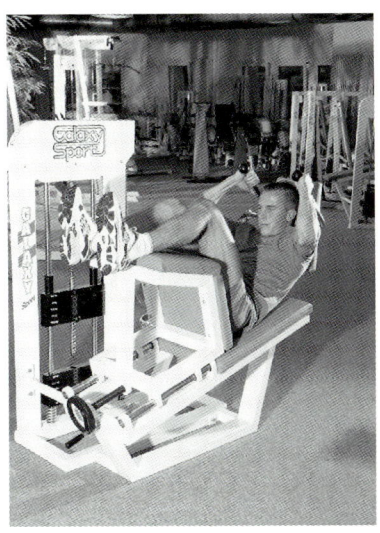

EFFEKTIVITÄT

■ Die Übung weist etwa die gleiche Gesamtintensität auf wie der «Crunch mit nach hinten gestreckten langen Armen» (s. S. 81 und 104) ohne Gerät. Die Aktivität der schrägen Bauchmuskulatur fällt jedoch deutlich ab.

ÜBUNGSAUSFÜHRUNG

■ Fassen Sie in der liegenden Crunchausgangsstellung auf der Maschine die Handgriffe neben bzw. hinter dem Kopf und fixieren Sie den Kopf auf dem Polster.

■ Führen Sie die Crunchbewegung aus, indem Sie den Rumpf einrollen und das aufgelegte Gewicht mit anheben. Das Kopfpolster bleibt in festem Kontakt mit dem Hinterkopf.

■ Ziehen Sie nicht mit den Armen. Dadurch vermeiden Sie einen zu starken Einsatz des breiten Rückenmuskels (M. latissimus dorsi).

■ Atmen Sie kontinuierlich weiter.

■ Erhöhen Sie gegebenenfalls die Intensität durch Endkontraktionen.

Gerader Crunch an der Maschine im Sitz

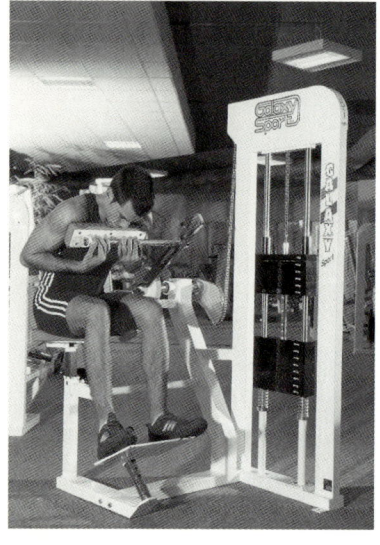

EFFEKTIVITÄT

■ Diese Übung aktiviert die
gesamte Bauchmuskulatur. Sie
ist etwa ebenso intensiv wie die liegende Variante an der Maschine.
Allerdings verschieben sich die Aktivitätsanteile: Der obere Anteil
des geraden Bauchmuskels wird weniger intensiv erfasst, während
der untere Anteil und die schräge Bauchmuskulatur verstärkt kontra-
hieren. Die Übung «Crunch mit nach hinten gestreckten Armen ohne
Gerät» (s. S. 81 und 104) ist etwa ebenso intensiv.

ÜBUNGSAUSFÜHRUNG

■ Setzen Sie sich auf die Maschine und positionieren Sie das Brust-
polster auf Ihrem oberen Brustabschnitt.

■ Rollen Sie den Oberkörper ein und drücken Sie das Polster
dadurch etwas nach vorne-unten (Crunchbewegung).

■ Vermeiden Sie es, den Oberkörper nach unten zu klappen, indem
Sie die Hüftgelenke beugen. In diesem Fall würde verstärkt die
Hüftbeugemuskulatur aktiviert werden. Dies tritt häufig ein, wenn
zu schwere Gewichte gewählt werden, die Sie allein mit einer
Crunchbewegung nicht bewältigen können.

■ Atmen Sie kontinuierlich weiter.

Reverse Crunch an der Maschine

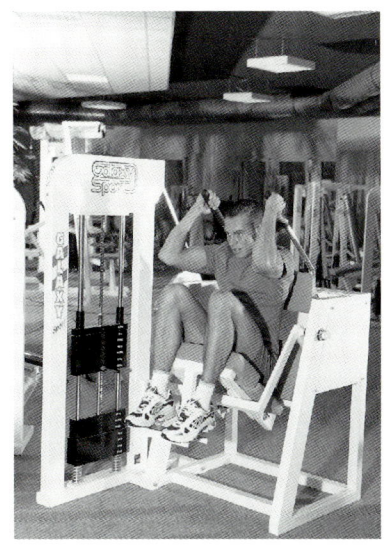

EFFEKTIVITÄT

■ Die Übung an der von uns gemessenen Maschinenvariante
aktiviert die Bauchmuskulatur nahezu ebenso intensiv wie die
Übungen «Crunch an Maschinen im Sitzen und im Liegen»
(s. S. 159/160) oder «Crunch mit nach hinten gestreckten Armen
ohne Maschine» (s. S. 104). Die Konstruktionen der Maschinen
verschiedener Hersteller unterscheiden sich jedoch erheblich,
sodass keine allgemein gültige Aussage über die Intensität
getroffen werden kann.

■ Die Effektivität der Übung hängt in starkem Maße von der technischen Ausführung der Übung ab.

ÜBUNGSAUSFÜHRUNG

■ Fixieren Sie im Sitz auf der Maschine den Oberkörper, indem Sie
die Handgriffe fest umfassen.

■ Richten Sie das Becken gegen den Maschinenwiderstand aktiv auf
und ziehen Sie die Oberschenkel leicht Richtung Brust.
Die Bewegung ähnelt dem Beineheben mit gebeugten Kniegelenken.

Twister

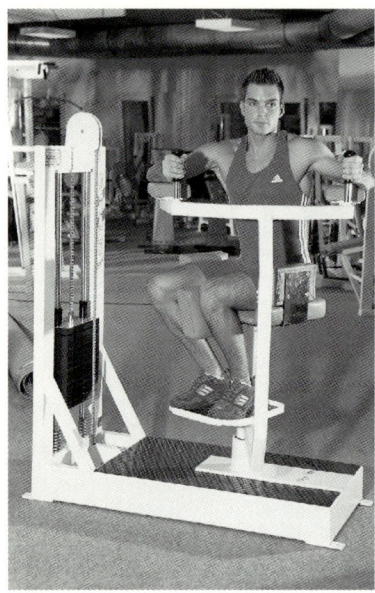

EFFEKTIVITÄT

- Für die Drehung des Rumpfes und / oder des Unterkörpers werden zahlreiche Maschinenvarianten angeboten, die alle als Spezialübungen für die schräge Bauchmuskulatur konstruiert sind. Unsere Messungen haben jedoch nur eine sehr geringe Aktivität der schrägen Bauchmuskulatur ergeben. Die Intensität fällt geringer aus als bei allen herkömmlichen Bauchmuskelübungen ohne Maschinen, wie z. B. Crunchvarianten.

- Aufgrund der äußerst geringen Bauchmuskelaktivierung sollten Sie beim Krafttraining auf den Einsatz von Rotationsmaschinen verzichten.

Standardausführung am Abslide-Rollgerät

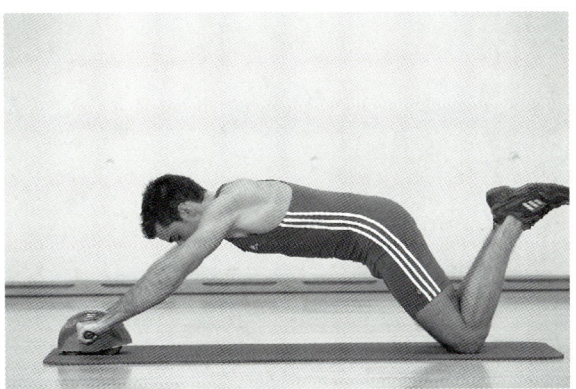

EFFEKTIVITÄT

■ Mit dem aus der TV-Werbung bekannten Abslide-Rollgerät wird eine bodendrückerähnliche Übung ausgeführt (vgl. «Bodendrücker», s. S. 143).

■ Die Intensität der Standardausführung der Übung erreicht etwas geringere Aktivitätswerte als die Vergleichsübung «Gerader Crunch mit lang nach hinten gestreckten Armen» (s. S. 81 und 104).

ÜBUNGSAUSFÜHRUNG

■ Stützen Sie sich im Kniestand auf einem Kniepolster (Matte, Kissen) auf die beiden Griffe des Rollgeräts.

■ Rollen Sie langsam nach vorne, bis eine mittlere Bewegungsamplitude erreicht ist (Oberarm-Rumpf-Winkel ca. 130°) und ziehen Sie die Rolle wieder zurück in die Ausgangsposition. Bei den neueren Gerätemodellen wird die Rückzugsbewegung durch eine eingebaute Feder unterstützt.

HINWEIS

■ In der Endposition und vor allem zu Beginn der Rückzugsbewegung werden die Hüftbeuger (insbesondere der M. iliopsoas) stark aktiviert, was Probleme im unteren Rücken verstärken oder hervorrufen kann.

■ Vorsicht vor den Intensivvarianten! Beide Varianten sind in die Top-30-Übungsrangliste nicht aufgenommen worden, weil alle Proban-den (gesunde, leistungsfähige Sportstudenten) bereits nach der kurzen Messung der Muskelaktivierung mittels EMG über Schmer-zen im unteren Rücken geklagt haben. **Die Intensivvarianten stellen eine massive Überlastung des unteren Rückens dar und sollten auf keinen Fall angewendet werden!**

■ Die Aktivität der Bauchmuskulatur ist jedoch maximal, und beide Übungen sind noch intensiver als die Bauchmuskel-Top-Übung «Beineheben im Hang/Stütz mit gestreckten Beinen». Dabei hat die Variante mit abgehobenen Knien mit Abstand die absolut höchsten Bauchmuskelspannungen erzeugt, jedoch gleichzeitig auch die größten Rückenbeschwerden provoziert.

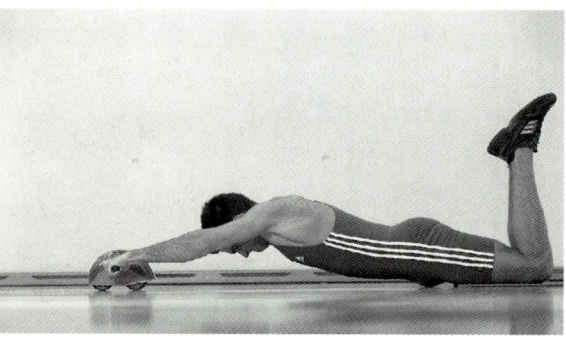

Komplette Bewegungsamplitude, Knie aufgesetzt

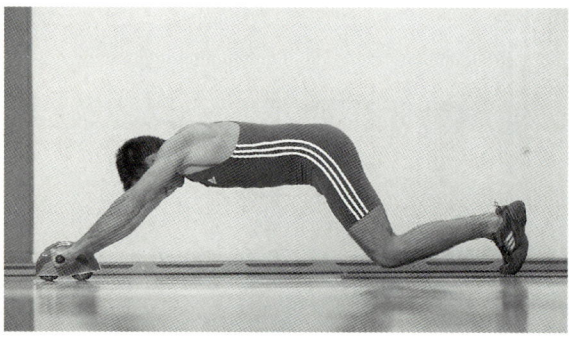

Große Bewegungsamplitude, Knie abgehoben

Aufroll-Crunch-Gerät

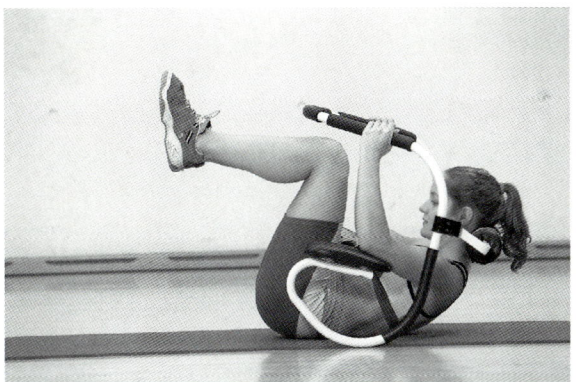

EFFEKTIVITÄT

■ Zahlreiche Varianten von Aufroll-Crunch-Geräten werden in der TV-Werbung als Heim- oder Studiogeräte angeboten.

■ Die Übung nimmt in der Gesamtrangliste (s. S. 81) den 23. Rangplatz ein. Die gemessene Intensität ist somit etwas geringer als bei der Übung «Gerader Crunch, Arme gestreckt nach vorne» ohne Gerätehilfe auf Rangplatz 20.

■ Die Vorteile des Geräts liegen in seinem Aufforderungscharakter und in dem Nackenpolster, das ein Ablegen des Kopfes ermöglicht. Dadurch können möglicherweise die beim Crunch häufig auftretenden Nackenschmerzen vermieden werden. Oft fehlt es jedoch an der notwendigen Körperwahrnehmung, sodass es nur wenigen Trainierenden gelingt, den Kopf wirklich entspannt auf dem Nackenpolster abzulegen.

ÜBUNGSAUSFÜHRUNG

■ Vermeiden Sie beim Training mit dem Aufroll-Crunch-Gerät die Unterstützung der Aufrollbewegung durch Zug oder Druck der Arme am Rollbügel. Andernfalls aktivieren Sie den breiten Rückenmuskel (M. latissimus dorsi) und vermindern den Bauchmuskeleinsatz.

Statische Bauchpresse mit der Abflex-Presse

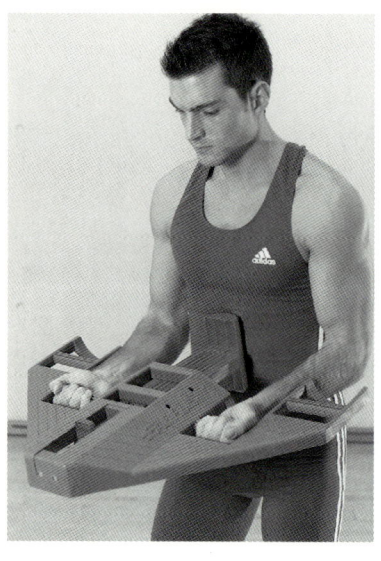

EFFEKTIVITÄT

- Bei unseren Messungen der Bauchmuskelaktivität wurde das Gerät nur gegen den oberen Teil der Bauchmuskeln gepresst und erzielte dort mittlere Spannungswerte – Platz 16 in der Rangliste für die «Bauchmuskulatur, oberer Anteil» (s. S. 76). Die Aktivität des unteren Anteils des geraden Bauchmuskels und der schrägen Bauchmuskeln war deutlich reduziert.
- Um ausreichend hohe, trainingswirksame Muskelspannungen zu erzielen, muss das Gerät mit großer Kraft gegen den Bauch gepresst werden. Dabei ist die Gefahr der Pressatmung groß und die Motivation für einen dauerhaften Gebrauch zweifelhaft.
- Die Abflex-Bauchpresse ist aufgrund der nur mittleren Intensität und der großen Pressatmungsgefahr insgesamt wenig empfehlenswert.

ÜBUNGSAUSFÜHRUNG

- Die Abflex-Presse wird beidarmig gegen die Bauchdecke gedrückt und provoziert so eine isometrische Gegenspannung der Bauchmuskulatur.

Stabilisierungs- und Körperspannungsübungen

Das Wichtigste im Überblick

Effektivität

■ Die Effektivität ist bei Stabilisierungsübungen stark von der gewählten Übung und der Übungsausführung abhängig. So gehen Rumpfseithebeübungen mit einer hohen Aktivität für die schräge Bauchmuskulatur einher, der Liegestütz hingegen ist als spezielle Bauchmuskelübung nur wenig geeignet. Wird die Übungsausführung hingegen modifiziert, z. B. durch den Zug der Hände und Füße aufeinander zu (Bodendrücker-Variante), ergibt sich auch hier eine intensive Beanspruchung.

Besonderheiten

■ Stabilisierungsübungen sind in der Regel statische Übungen (Halteübungen). Dabei sollten Sie besonders auf Ihre Atmung achten, um eine mögliche Pressatmung zu vermeiden.

■ Stabilisierungsübungen beanspruchen nicht nur die Bauchmuskulatur, sondern aktivieren zahlreiche weitere Muskelgruppen des Körpers, vor allem die Rumpfmuskulatur.

Zielgruppe

■ Stabilisierungsübungen werden sowohl im Leistungssport als auch beim Turnen, im Gesundheits- und Fitnesssport sowie im Rehabilitationstraining durchgeführt und können somit, je nach Schwierigkeit der Ausführung und Trainingsziel, immer eingesetzt werden.

■ Wenn Sie bei Crunch-Übungen Nackenprobleme bekommen, können Sie diese Übungsvariante wählen.

Allgemeine Übungsausführung

■ Für eine korrekte Ausführung der Übungen sollten Sie in der Regel den gesamten Körper anspannen, vor allem die Bauch-, Rumpf- und Gesäßmuskulatur.

■ Bei allen Übungen in Bauchlage befindet sich der Kopf in Verlängerung der Wirbelsäule (nicht in den Nacken legen), der Blick geht zum Boden.

Training

■ Die Dauer einer Haltephase sollte mindestens 5–10 Sekunden bis maximal 45 Sekunden (Muskelaufbau) betragen. Nach einer kurzen Pause können weitere Serien durchgeführt werden.

■ Die Belastung kann bei einem subjektiv «schweren» Belastungsempfinden beendet werden. Beginnt der Muskel sich zu verkrampfen, beenden Sie die Übung sofort.

Die Übungen im Detail

Unterarmliegestütze

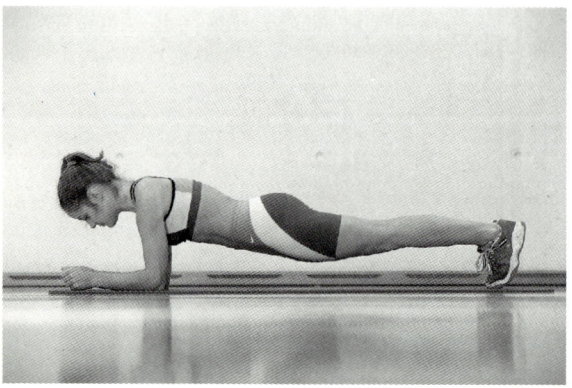

Unterarmliegestütz

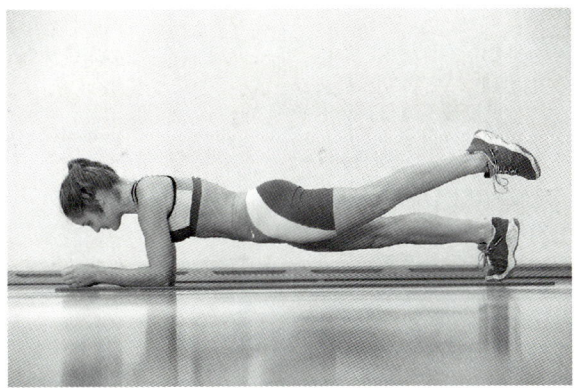

Unterarmliegestütz mit abgehobenem Bein

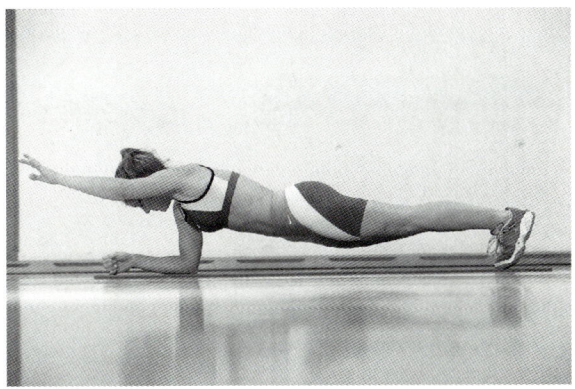

Unterarmliegestütz mit abgehobenem Arm

Unterarmliegestütz mit diagonal abgehobenem Arm und Bein

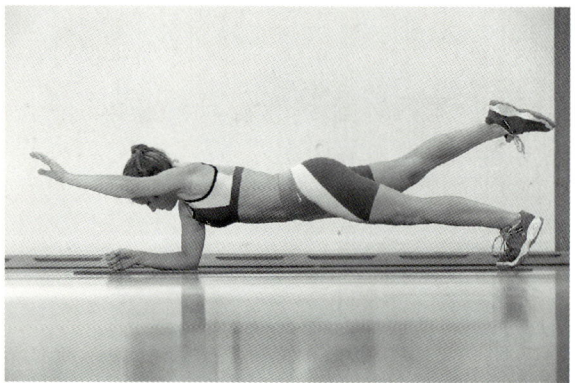

EFFEKTIVITÄT

■ Während beim Unterarmliegestütz als Stabilisierungsübung die Bauchmuskulatur bei vier Unterstützungspunkten nur gering beansprucht wird, wird die Aktivierung stärker, wenn ein Bein, ein Arm oder diagonal ein Bein und ein Arm vom Boden abgehoben werden.

ÜBUNGSAUSFÜHRUNG

■ Halten Sie den Rumpf und den Kopf in einer geraden Linie, richten Sie den Blick zwischen die Hände.

■ Spannen Sie die Bauch-, Rumpf- und Gesäßmuskulatur an.

■ Keine Pressatmung, atmen Sie regelmäßig.

■ Besser Trainierte können versuchen, während der Ausführung eine Zugkraft zwischen Armen und Beinen aufzubauen (Variante der Bodendrückerübung). Hierbei stellt bereits der Unterarmliegestütz mit vier Unterstützungspunkten eine sehr intensive Variante für das Bauchmuskeltraining dar.

Seitlicher Unterarmstütz

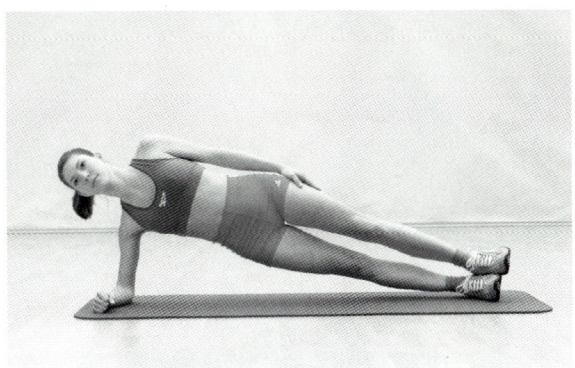

Seitlicher Unterarmstütz mit gestreckten Beinen

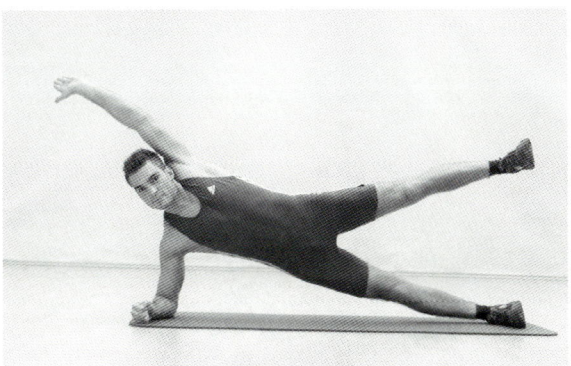

Seitlicher Unterarmstütz mit abgehobenem Bein und Arm

Seitlicher Unterarmstütz mit gebeugten Beinen

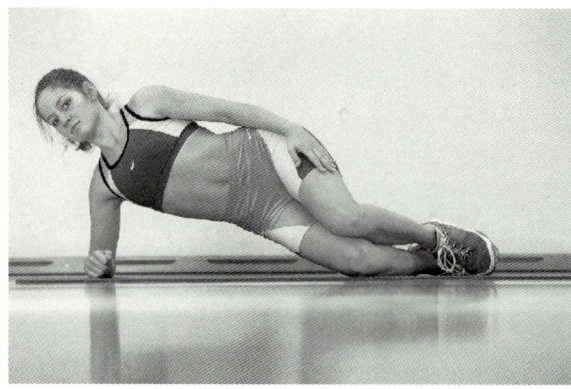

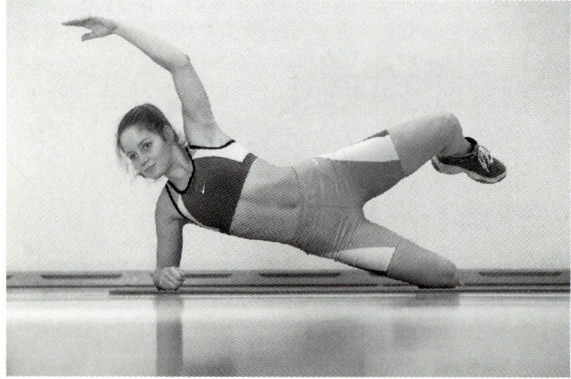

EFFEKTIVITÄT
- Diese statische Übung ist effektiv für die schräge, wenig effektiv hingegen für die gerade Bauchmuskulatur.

ÜBUNGSAUSFÜHRUNG
- Heben Sie den Körper aus der Seitlage in den seitlichen Unterarm- stütz, wobei der gesamte Rumpf und die Beine angehoben sind; der Boden wird nur vom Unterarm und den Füßen berührt. Der Körper bildet eine gerade Linie.
- Vermeiden Sie Pressatmung, atmen Sie regelmäßig.

■ Intensivieren Sie die Übung durch das Anheben des oberen Beines und die Streckung des freien Armes über Kopf.

■ Erleichtern Sie die Übung durch Hebelverkürzung. Beugen Sie die Kniegelenke und vergrößern Sie dadurch die Auflagefläche der Beine auf dem Boden.

HINWEIS

■ Beim seitlichen Unterarmstütz wird das Außenband des Kniegelenkes des unten liegenden Beines hoch belastet. Personen mit einer Außenbandschwäche sollten diese Übung meiden oder den gesamten Unterschenkel und das Kniegelenk als Stützfläche nutzen (seitlicher Unterarm-Unterschenkelstütz).

Rumpfseitheben ohne Partner

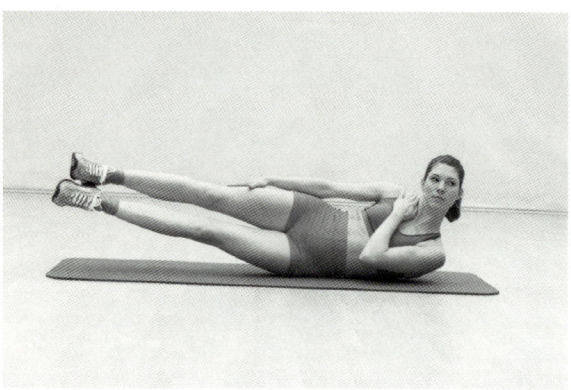

EFFEKTIVITÄT
■ Rumpfseithebeübungen sind für die schräge Bauchmuskulatur hoch effektive Übungen.

ÜBUNGSAUSFÜHRUNG
■ Heben Sie die Beine aus der Seitlage mit gestreckter Hüfte vom Boden ab und halten Sie die Beine angehoben. Besser Trainierte können zusätzlich noch den Rumpf abheben. Dabei stellt das Halten des Gleichgewichtes ein großes Problem dar. Stabilisieren Sie den Körper, indem Sie sich mit dem Rücken an eine Wand lehnen.
■ Die Intensität kann durch die Armführung (Arme gestreckt über dem Kopf) weiter erhöht werden.

Rumpfseitheben mit Partner

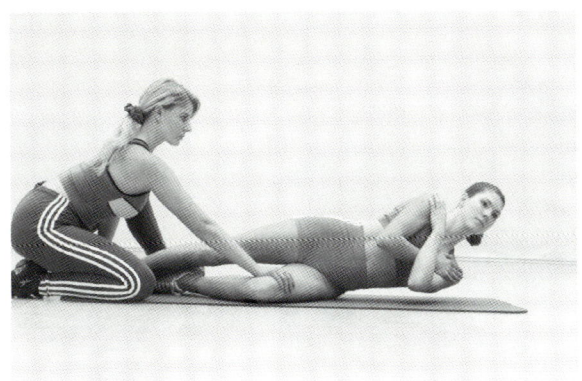

EFFEKTIVITÄT

■ Rumpfseitheben mit Partner ist für die schräge Bauchmuskulatur eine hoch effektive Übung. Sie nimmt in der Rangliste der Übungen für die schräge Bauchmuskulatur einen hervorragenden 4. Rangplatz ein (s. S. 79).

ÜBUNGSAUSFÜHRUNG

■ In der Seitlage fixiert der Partner das unten liegende gebeugte Bein oberhalb des Kniegelenks und das oben liegende Bein am Fuß. Anschließend wird der Rumpf aufgerichtet bei möglichst gestrecktem Hüftgelenk.

■ Die Intensität kann durch die Armführung (Arme gestreckt über dem Kopf) weiter erhöht werden.

Rumpfseitheben mit Gerät

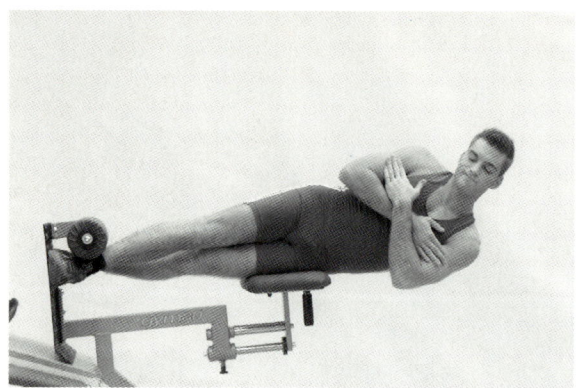

EFFEKTIVITÄT

■ Rumpfseitheben am Gerät ist für die schräge Bauchmuskulatur ebenso hoch effektiv wie die Partnerübung.

ÜBUNGSAUSFÜHRUNG

■ Fixieren Sie die Beine am Gerät; halten Sie den Rumpf in der Waagerechten oder richten Sie ihn wiederholt um einige Zentimeter auf.

■ Die Intensität kann durch die Armführung (Arme gestreckt über dem Kopf) weiter erhöht werden.

Verschiebeübungen mit Partner im Stand

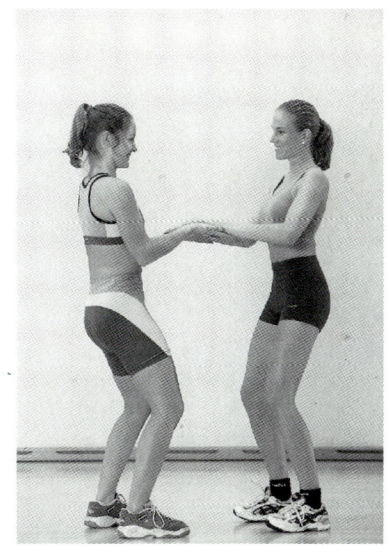

(1)

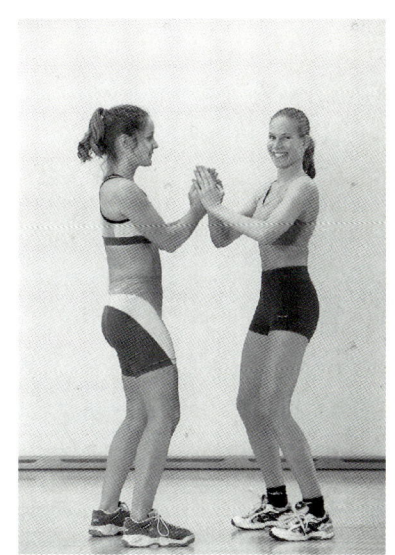

(2)

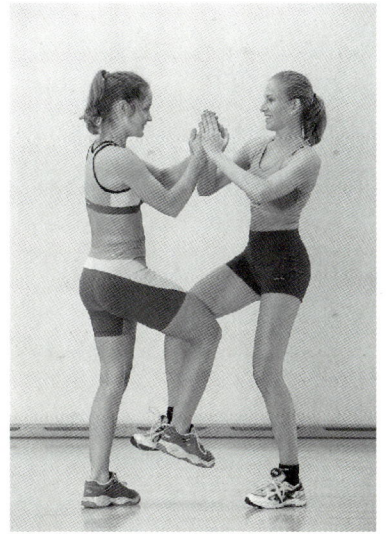

(3)

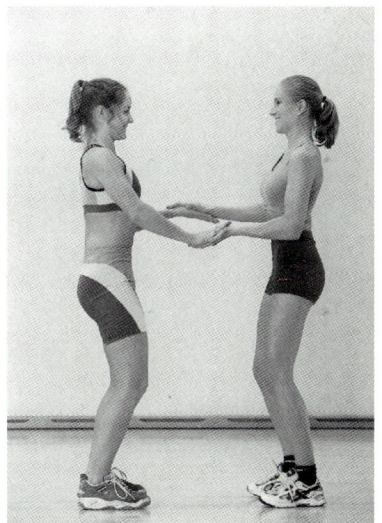

(4)

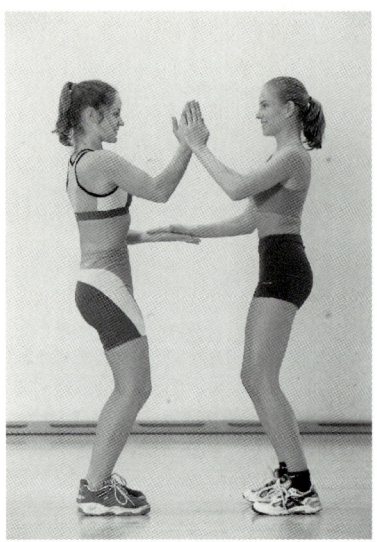 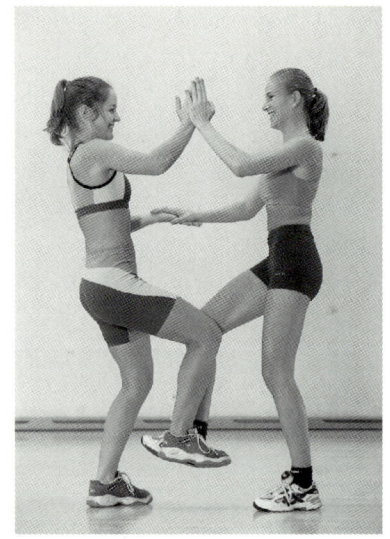

(5)   (6)

EFFEKTIVITÄT

■ Verschiebeübungen mit Partner im Stand sind motivierende Übungen für die Kräftigung der Rumpf- und Bauchmuskulatur. In dieser
Position kann durch einen Partner auch gegen die Rumpfrotation
Widerstand gesetzt werden, was bei kraftgymnastischen Einzel-
übungen nur schwer möglich ist. Die Effektivität hängt vom individuellen Krafteinsatz ab.

ÜBUNGSAUSFÜHRUNG

■ Die Partner stehen sich im schulterbreiten Stand mit leicht gebeugten Knien gegenüber. Beide Füße drücken in den Boden,
als würde man auf einem Handtuch stehen, was man auseinander
ziehen möchte. Drücken Sie die Knie etwas nach außen, damit sie
sich über den Fußspitzen befinden. Spannen Sie Bauch-, Gesäß-
und Rumpfmuskulatur leicht an.

■ Als Ausgangsstellung ist alternativ auch eine Schrittstellung
sinnvoll, wenn Sie in der parallelen Stellung zu stark ins Hohlkreuz
ausweichen.

■ Vermeiden Sie Pressatmung, atmen Sie regelmäßig.

■ In dieser Position sind verschiedene Übungsvarianten möglich, bei denen die Partner versuchen, den Druck auf die verschiedenen Körperteile langsam und kontrolliert aufzubauen. Bei den folgenden Übungen wird neben der Bauchmuskulatur die Rumpfmuskulatur und die Schulter-Arm-Muskulatur aktiviert; zudem wird die Gleichgewichtsfähigkeit geschult:

– Hände vor dem Körper, bei einem Partner zeigen die Handflächen nach oben, der andere drückt von oben auf die Hände (1).

– Hände in Gebetsstellung gegeneinander drücken (2).

– Hände in Gebetsstellung gegeneinander drücken und zusätzlich mit Knie und Unterschenkel eines Beines gegeneinander drücken (3).

– Hände parallel, eine Handfläche zeigt nach unten, eine nach oben (4).

– Eine Handfläche zeigt parallel zum Boden, die andere nach oben und übt Druck aus (5).

– Wie (5), zusätzlich drücken Knie und Unterschenkel eines Beines gegeneinander (6).

■ *Varianten:* Hand- und Beinwechsel.

■ Die Übungen können auch in Form von «Rührbewegungen» dynamisch gegen den Partnerwiderstand durchgeführt werden.

Verschiebeübungen mit Partner im Sitz

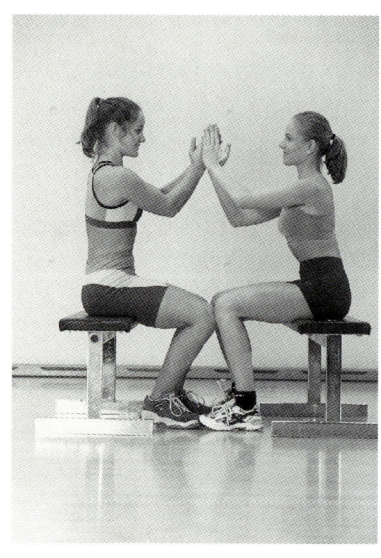

(1)

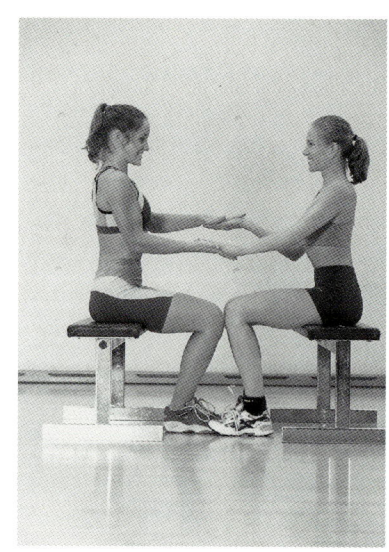

(2)

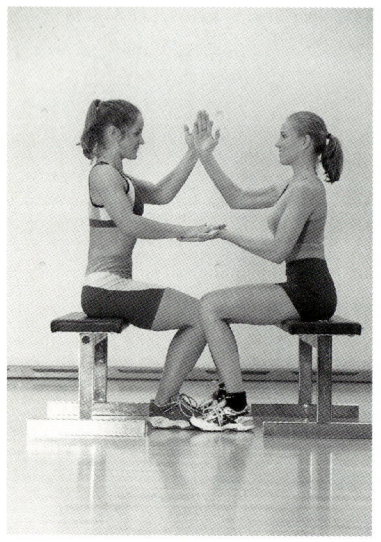

(3)

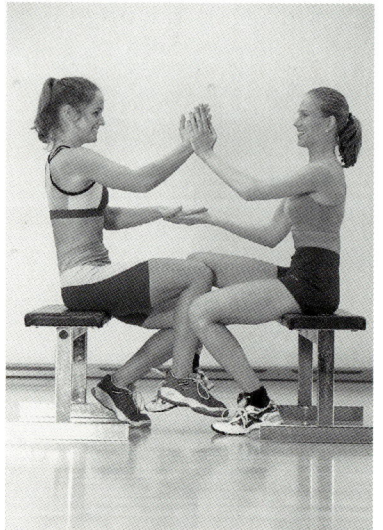

(4)

EFFEKTIVITÄT
- Die Übungsintensität hängt vom individuellen Krafteinsatz ab.

ÜBUNGSAUSFÜHRUNG
- Die Partner setzen sich einander gegenüber. Stemmen Sie die Füße in den Boden und spannen Sie die Rumpfmuskulatur an. Bei allen Übungen wird Druck gegen den Partnerwiderstand ausgeübt.
- Vermeiden Sie Pressatmung, atmen Sie regelmäßig,
- Bei den folgenden Übungen wird neben der Bauchmuskulatur die Rumpfmuskulatur und die Schulter-Arm-Muskulatur aktiviert:
  – Hände in Gebetsstellung gegeneinander schieben (1).
  – Hände parallel halten, eine Handfläche zeigt nach oben, eine nach unten (2).
  – Eine Handfläche zeigt parallel zum Boden, eine nach oben (3).
  – Wie (3), zusätzlich drücken Knie und Unterschenkel eines Beines gegeneinander (4).

Varianten: Hand- und Beinwechsel.

Adler mit Partnerwiderstand

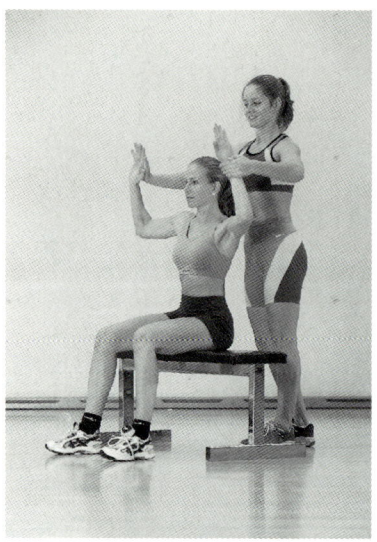

EFFEKTIVITÄT
- Die Übung dient zum Aufbau einer Rumpfspannung. Für die Bauchmuskulatur ist sie weniger intensiv.

ÜBUNGSAUSFÜHRUNG
- Setzen Sie sich aufrecht auf den vorderen Teil eines Stuhles, halten Sie die Arme in Hände-hoch-Stellung. Spannen Sie Ihre Rumpfmuskulatur an und drücken Sie die Beine in den Boden.
- Der Partner steht hinter dem Übenden und gibt Zug auf eine Hand und Druck auf die andere Hand.
- Vermeiden Sie Pressatmung.

Anhang

Literaturverzeichnis

Boeckh-Behrens, W.-U.: *Fit durchs Leben.* Krefeld 1988.

Boeckh-Behrens, W.-U. / Buskies, W.: *Gesundheitsorientiertes Fitnesstrai-ning.* Lüneburg 2002.

Boeckh-Behrens, W.-U. / Buskies, W.: *Fitness-Krafttraining. Die besten Übungen und Methoden für Sport und Gesundheit.* Reinbek bei Hamburg 2002[5].

Brown, R. D. / Harrison, J. M.: *The Effects of Strength Training Program on the Strength and Self-Concept of Two Female Age Groups.* In: Research Quarterly For Exercise and Sport 57 (1986) 4, 315–320.

Buskies, W.: *Sanftes Krafttraining – unter besonderer Berücksichtigung des subjektiven Belastungsempfindens.* Köln 1999.

Buskies, W.: *Zur Bedeutung des sanften Krafttrainings nach dem subjekti-ven Belastungsempfinden.* In: Sportwissenschaft 30 (2001) 1, 45–60.

Buskies, W. / Boeckh-Behrens, W.-U.: *Probleme bei der Steuerung der Trainingsintensität im Krafttraining auf der Basis von Maximalkrafttests.* In: Leistungssport 29 (1999) 3, 4–8.

Buskies, W. / Boeckh-Behrens, W.-U. / Zieschang, K.: *Möglichkeiten der Intensitätssteuerung im gesundheitsorientierten Krafttraining.* In: Sport-wissenschaft 26 (1996) 2, 170–183.

Carpinelli, R. N. / Otto, R. M.: *Strength Training – Single Versus Multiple Sets.* In: Sports Med. (1998) 2, 73–84.

Corbin, Ch. B. / Lindsey, R.: *Concepts of Physical Fitness, with Laboratories.* Dubuque 1997.

Everson, J.: *Die große Fettlüge. Wird aerobes Training als Fettverbrenner überbewertet?* In: Muscle & Fitness (1996) 9, 75–79.

Geisler, A. / Koch, C.: *Diät – wozu?* In: Stern (2001) 20, 40–58.

Guzzo, P.: *Zurück zu echten Werten – dem Training mit der Hantel.* In: Fitness Tribune 13 (2001) 3, 128–129.

Hollmann, W. / Hettinger, Th.: *Sportmedizin. Arbeits- und Trainingsgrund-lagen.* Stuttgart / New York 1990[3].

Kendall, F. P. / Kendall McCreary, E.: *Muskeln, Funktionen und Tests.*
Stuttgart – New York 1988[2].

Krämer, H.-J. / Ulmer, H.-V.: *Reference values for body fat content as a meas-urement for desirable body fat content.* In: Ernährungswissenschaft 23
(1984), 1.

Logue, A. W.: *Die Psychologie des Essens und Trinkens.* Heidelberg –
Berlin – Oxford 1995[2].

Miller, E. J.: *Der männliche Blick auf weibliche Körper.* In: Psychologie
heute (2001) 8, 11.

Moosburger, K. A.: *Die Wahrheit über die Fettverbrennung: Optimaler
Fettabbau durch Training.* In: Sportmedizin

Philipp, M.: *Einsatz-Training versus Mehrsatz-Training.* In: Leistungssport
29 (1999) 4, 27 – 34.

Rohen, I. W.: *Funktionelle Anatomie des Menschen.* Stuttgart / New York
1998.

Schlumberger, A. / Schmidtbleicher, D.: *Einsatz-Training als trainingsme-thodische Alternative – Möglichkeiten und Grenzen.* In: Leistungssport 29
(1999) 3, 9 – 11.

Ward, G. M. / Johnson, J. E. / Stager, J.: *Body Composition: methods of
estimation and effect on performance.* In: Chinics in Sports Med. 3 (1984)
3, 705 – 722.

Weider, J.: *Bodybuilding.* München 1991.

Zapf, J.: *Ernährung als gesundheitsförderliche Ergänzung einer sportlichen
Aktivierung.* In: Bos, K. / Brehm, W.: *Gesundheitssport – Ein Handbuch.*
1998, 308 – 317.

Zapf, J. / Schönhärl, K. / Plato, J. / Buskies, W. / Schmidt, W.: *Der Ener-gieumsatz eines moderaten Krafttrainings bei Frauen.* In: Deutsche Zeit-schrift für Sportmedizin. Sonderheft 50 (1999), 71.

Sachwortverzeichnis

Die Autoren

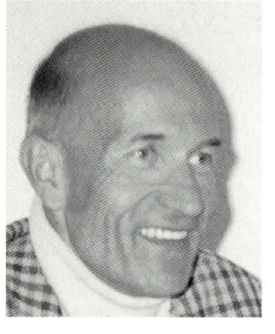

Wend-Uwe Boeckh-Behrens, Jahrgang 1943, Akademischer Direktor am Institut für Sportwissenschaft der Universität Bayreuth, studierte Sport und Französisch an den Universitäten Würzburg und Besançon (Frankreich). Seit 1972 ist er Dozent für Sportwissenschaft an den Universitäten Würzburg und Bayreuth (seit 1975). Sein Interesse gilt vor allem der Trainingslehre, dem Bereich Gesundheit und Fitness und der Sportart Badminton, in der er sich als erfolgreicher Leistungssportler, Ausbilder von Trainern und Verbandsfunktionär engagiert hat. Mit Weitblick baute er bereits 1983 eine Ausbildung in Gesundheit und Fitness an der Universität Bayreuth auf, die heute bis zum European Master Degree in Health and Fitness führt. Den Schwerpunkt seiner Forschungstätigkeit bildet seit zwei Jahrzehnten das Krafttraining, wo er sich zunächst der Strukturierung der Trainingsmethoden gewidmet hat. Seit 1993 arbeitet er an der Optimierung des Fitnesskrafttrainings mit Hilfe von elektromyographischen Messungen. Boeckh-Behrens ist ein anerkannter Ausbildungsexperte von Fitnesstrainern und erfolgreicher Autor zahlreicher Veröffentlichungen.

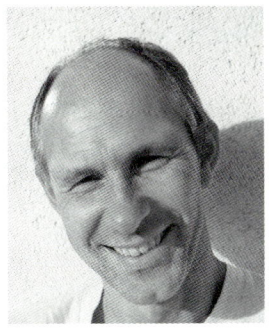 **Wolfgang Buskies,** PD, Dr. sportwiss., Dr. phil. habil., Jahrgang 1956, studierte Sportwissenschaft an der Deutschen Sporthochschule Köln und Biologie an der Universität zu Köln. Im Anschluss an sein Studium und eine einjährige krankengymnastische Ausbildung promovierte er 1987 an der Deutschen Sporthochschule Köln mit den Fächern Trainings- und Bewegungslehre sowie Sportmedizin zum Dr. sportwiss., 1998 erfolgte die Habilitation zum Dr. phil. habil. in Sportwissenschaft an der Universität Bayreuth. Seit 1987 ist er Dozent am Institut für Sportwissenschaft der Universität Bayreuth mit den Ausbildungs- und Forschungsschwerpunkten Gesundheit und Fitness, Trainings- und Bewegungslehre sowie Sportmedizin. Zusätzlich ist er seit vielen Jahren Referent in der Fitnesstrainer-Ausbildung, im Bayerischen Landessportverband und in der Rückenschulleiterausbildung. Als ehemaliger Leistungssportler in der Leichtathletik und aufgrund seiner langjährigen Trainertätigkeit in diesem Bereich ist er auch Fachmann in Fragen des leistungssportlichen Trainings. Er ist Verfasser zahlreicher Publikationen zu sportwissenschaftlichen Fragestellungen, vor allem im Krafttraining.

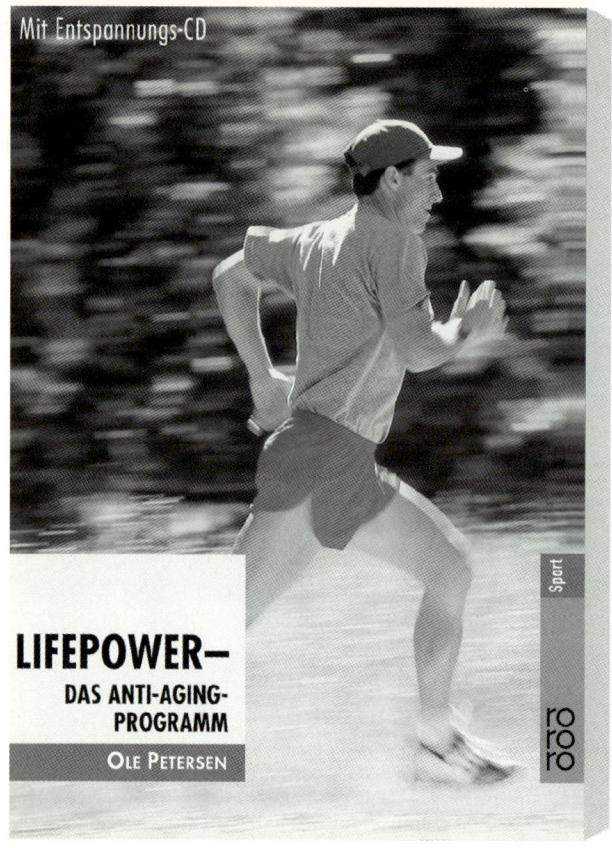

Mit Entspannungs-CD

LIFEPOWER–
DAS ANTI-AGING-
PROGRAMM
OLE PETERSEN

Sport

ro
ro
ro

Ole Petersen
Lifepower
Das Anti-Aging-Programm
Mit Entspannungs-CD (61000)

– Sie fühlen sich jünger.
– Sie sind gesünder.
– Sie bauen Fett ab.
– Sie sind resistenter.
– Sie sehen fitter aus.
– Sie sind ausgeglichener.
– Sie sind sexuell aktiver.
All dies und noch viel mehr erreichen Sie mit dem Lifepower-
Programm von Ole Petersen. Er selbst brachte es in wenigen
Jahren vom Nichtsportler zum Rekordhalter im Doppel-
Ironman – und all das mit seiner sanften und zeitsparenden
Methode: dem Drei-Säulen-Programm
Bewegung – Entspannung – Ernährung.

Die 10-Minuten-Programme
für eine tolle Figur:

**Bodytrainer
Bauch, Taille, Hüfte**
(sport 19407)
von Sabine Letuwnik

**Bodytrainer
Brust und Arme**
(sport 19408)
von Sabine Letuwnik

**Bodytrainer
Po und Beine**
(sport 19409)
von Sabine Letuwnik

Der Hantel-Krafttrainer
Die besten Übungen
(sport 61013)
von Hans-Dieter Kempf

**Der Bodytrainer. Das Programm
für Ihre Wunschfigur**
(sport 19460)
von Sabine Letuwnik
und Jürgen Freiwald

Bodytrainer Schwangerschaft
*Fit für zwei durch Bewe-
gung und Entspannung*
(sport 19461)
von Marion Appel-Schiefer

**Bodytrainer für Männer:
Bauch**
(sport 19438)
von Sabine Letuwnik
und Jürgen Freiwald

**Bodytrainer für Männer:
Fit von Kopf bis Fuß**
(sport 19439)
von Sabine Letuwnik
und Jürgen Freiwald

Bodytrainer Tubing *Der
effektive Weg zu besserer
Fitness und einer guten
Figur*
(sport 19493)
von Andreas Wnuck

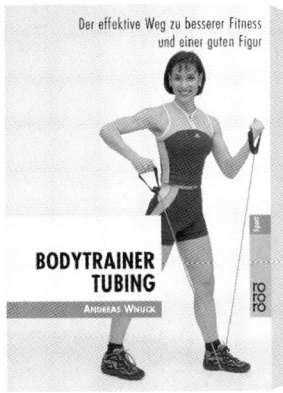

Muskeltraining
*Übungsprogramme mit
Kleingeräten*
(sport 18640)
von Johannes Mende

Power-Bodybuilding
*Erfolgreich, natürlich,
gesund*
(sport 19470)
von Berend Breitenstein

**Fit und schön mit dem
Thera-Band®**
Trainingsbuch für Frauen
(sport 19479)
von Hans-Dieter Kempf

Trainingsbuch Bauchmuskulatur
(sport 19469)
von Heinz Helge Fach

Das Bodyprogramm
*Die besten Übungen für
Kraft, Beweglichkeit und
Entspannung*
(sport 61005)
von Stefan Schönthaler

Weitere Informationen in der
Rowohlt Revue, kostenlos im
Buchhandel, und im **Internet:
www.rororo.de**